刮痧拔罐针灸指南

杨莉/主编

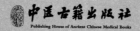
中医古籍出版社
Publishing House of Ancient Chinese Medical Books

图书在版编目（CIP）数据

刮痧拔罐针灸指南 / 杨莉主编. -- 北京：中医古
籍出版社, 2021.5
ISBN 978-7-5152-2210-3

Ⅰ.①刮… Ⅱ.①杨… Ⅲ.①刮搓疗法—指南②拔罐
疗法—指南③针灸疗法—指南 Ⅳ.①R24-62

中国版本图书馆CIP数据核字(2021)第043516号

刮痧拔罐针灸指南

主编　杨莉

策划编辑	姚强	
责任编辑	李炎	
封面设计	李荣	
出版发行	中医古籍出版社	
社　　址	北京东直门内南小街 16 号（100700）	
电　　话	010-64089446（总编室）010-64002949（发行部）	
网　　址	www.zhongyiguji.com.cn	
印　　刷	天津海德伟业印务有限公司	
开　　本	880mm×1230mm　1/16	
印　　张	16	
字　　数	238 千字	
版　　次	2021 年 5 月第 1 版　2021 年 5 月第 1 次印刷	
书　　号	ISBN 978-7-5152-2210-3	
定　　价	59.00 元	

前言

随着现代社会的发展、生活节奏的加快，人们生活紧张，工作压力大，身心处在亚健康状态而不自知，不是腰酸背痛、颈肩疼痛，就是浑身没劲，但去医院检查又没有什么病。这时，人们需要一些简单方便的方法来调理身体、放松身心，刮痧、拔罐和针灸正是很好的选择。针灸、拔罐、刮痧疗法皆为中医外治法中的重要手段，并都以中医针灸学知识为基础，自古以来广泛应用于临床各科疾病的治疗。现代科学研究也在很多方面证实了针灸、拔罐、刮痧具有良好的临床疗效，它们以简单、方便、廉价、效验等特点，受到广大群众的欢迎。

刮痧通过改善局部气血循环，达到祛除邪气、活血散瘀、舒筋理气、清热解毒、开窍益神之目的。拔罐疗法通过拔罐对皮肤、毛孔、经络、穴位的吸拔作用，引导营卫之气始行输布，鼓动经脉气血，濡养脏腑组织器官、温煦皮毛，同时使虚衰的脏腑功能得以振奋，畅通经络，调整机体的阴阳平衡，使气血得以调整，从而达到健身祛病疗疾的目的。针灸疗法则是通过经络、穴位的传导作用，运用一定的操作法，来治疗全身疾病的。在临床上，针灸、拔罐、刮痧疗法都是先按中医的诊疗方法诊断出病因，找出疾病的关键，辨别疾病的性质，确定病变，做出诊断；然后进行相应的配穴处方，进行治疗，以通经脉，调气血，使阴阳平衡，脏腑调和，从而达到防治疾病的目的。

刮痧、拔罐和针灸疗法作为自然疗法的重要组成部分，是人类医学领域的瑰宝。它们均是以中医的脏腑、经络、气血等理论为基础的医术，都采用"内病外治"的方法，是基于民族文化和科学传统产生的宝贵遗产，历史悠久，源远流长，千百年来广泛流传于民间。为使读者朋友能够更快地了解和掌握刮痧、拔罐、针灸，我们专门编写了这本《刮痧拔罐针灸指南》。

本书用通俗易懂的语言讲解了刮痧、拔罐和针灸的中医理论基础，如经络、穴位的基本知识，全息理论，各种穴位的适应证，并介绍了各种刮痧用具，常见疾病的刮痧治疗方法，不同体质的刮痧方案，刮痧的注意事项及禁忌证等；拔罐的理论基础，各种拔罐用具，常见疾病的拔罐方案，拔罐的注意事项及禁忌证等；针灸的理论基础，各种针灸器具，常见疾病的针灸治疗方案，针灸的适应证及注意事项，还有其他常见的针灸疗法，如三棱针针灸、皮肤针、耳内针、艾灸等。

本书介绍了简便、实用又有效的防病、保健、治疗方法，让潜藏疾病无所遁形的刮痧术，扶正人体阳气，祛除体内寒邪、瘀滞的拔罐法，内病外治的针灸术。这些疗法简单易学，疗效显著，不仅适用于生病的人，健康人也可以进行日常保健，特别是处于亚健康状态的人群。

现在，你只需一步一步跟着本书的讲解，就可以进行自我诊断和保健，为自己、为家人解急时之需，疗身体之疾。

目录

刮痧篇

拔罐篇

针灸篇

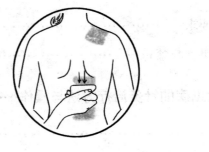

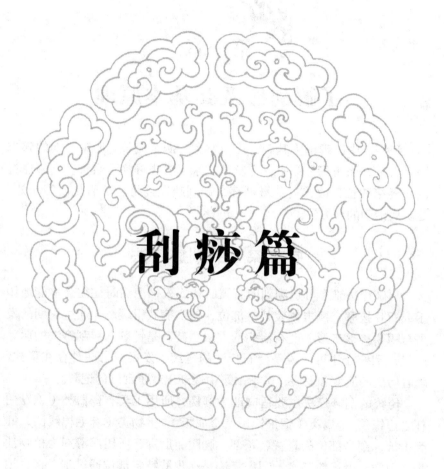

刮痧篇

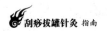

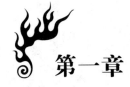

第一章

了解刮痧及其基本原理

刮痧以中医理论为基础，历史悠久，源远流长。明朝时期的郭志邃著有《痧胀玉衡》一书，完整地记录了各类痧症百余种。刮痧通过刮拭经络穴位，改善局部微循环，起到疏通经络、活血化瘀等功效，是防病治病的好方法。

底蕴深厚的刮痧疗法

刮痧疗法雏形可追溯到旧石器时代，人们患病时往往会本能地用手或石片按摩、捶击体表某一部位，使疾病获得缓解。通过长期的发展与积累，逐步形成砭石治病的方法。砭石是针刺术、刮痧法的萌芽阶段，刮痧疗法可以说是砭石疗法的延续、发展或另一种存在形式。随着历史的演变和发展，医学书籍中逐渐出现了刮痧的记载。

传统的刮痧疗法主要适应证为痧病，所用工具有瓷器类（碗盘勺杯之边缘）、金属类（铜银铝币及金属板）、生物类（麻毛棉线团、蚌壳）等，刮痧部位为脊背、颈部、胸腹、肘窝，所用润滑剂为植物油类、酒类、滑石粉和水。刮痧疗法是在皮肤特定部位通过刮、挤、拍等手法，至出现紫黑色瘀点为度的一种民间疗法。

随着刮痧技术的发展，中国刮痧健康法逐步兴起并发展起来，它是在古代传统刮痧疗法的基础上发展演变而来。中国刮痧健康法是以中医脏腑经络学说为理论指导，集针灸、按摩、点穴、拔罐等中医非药物疗法之所长，使用以水牛角为材料制作的刮痧板，对人体具有活血化瘀、调整阴阳、舒筋通络、调整信息、排除毒素等作用，既可保健又可治疗的一种自然疗法。它是中医学的重要组成部分，其内容包括刮痧方法、经络、腧穴及临床治疗等部分。刮痧由于具有适应证广、疗效明显、操作方便、经济安全等优点，已经越来越多地受到广大患者的欢迎。

中国刮痧健康法是在传统刮痧疗法基础上的继承发展。现代科技的发展使刮拭工具在外部构造、表面光洁等方面更加适合人体各部位刮痧的需要，而且以水牛角为材料的刮痧板更加体现了刮痧自然之法的特点。水牛角质地坚韧、光滑耐用、加工简便，避免了金属类器械所造成的疼痛、易伤皮肤、易产生静电等不良反应，亦避免了瓷器类、生物类器械易碎、不易携带等因素，还避免了现代化学用品如塑料品给人体皮肤造成的伤害。

中国刮痧健康法不仅在刮痧工具选择上更为合理，更结合按摩、点穴、杵针等手法，使刮痧成为不直接用手便具有按摩、点穴的作用，不用针刺入肉便可起到针刺的效果，不用拔罐器便有和拔罐类似的疗效。经过不断的完善和改进，中国刮痧健康法的治疗范围在传统刮痧疗法主要治疗痧病的基础上得到大大的扩充，已能治疗内科、妇科、男科、儿科、外科、皮肤科、伤科、眼科等11大类400多种病症。在理论方面，中国刮痧健康法是以中医脏腑经络学说为理论指导，较传统刮痧疗法之经验方法亦有系统地提高。

刮痧疗法经过漫长的历史发展，已由原来粗浅直观、单一经验的治疗方法发展到今天有系统中医理论指导，有完整手法和改良工具，适应病种广泛，既可预防保健又可治疗的一种自然疗法。中国刮痧健康法以其易学、易会、易行、疗效明显的特点必将为人类健康事业做出卓越的贡献。

刮痧疗法的作用机理

刮痧，是用刮痧板蘸刮痧油在人体选取一定的部位反复刮动，摩擦患者皮肤以治疗疾病的一种方法。

刮痧是根据中医十二经脉及奇经八脉，遵循"急则治其标"的原则，运用手法强行刺激经络，使局部皮肤发红充血，从而起到醒神救

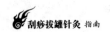

逆、解毒祛邪、清热解表、行气止痛、健脾和胃的效用。

刮痧施术于皮肤对机体的作用大致可分为两大类，一是预防保健作用，二是治疗作用。

1. 刮痧是如何预防保健的

刮痧疗法的预防保健作用包括健康保健预防与疾病防变两类。刮痧疗法作用部位是体表皮肤，皮肤是机体暴露于外的最表浅部分，直接接触外界，对外界的湿、热、风、寒等毒邪起适应与防卫作用。皮肤之所以具有这些功能，主要依靠机体内卫气的作用。卫气出于上焦，由肺气推送，先循行于皮肤之中。卫气调和，则"皮肤调柔，腠理致密"（《灵枢·本脏》）。健康人常做刮痧（如取背俞穴、足三里穴等）可增强卫气，卫气强则抵御外邪能力强，外邪不易侵表，机体自可安康。若外邪侵表，出现恶寒、发热、鼻塞、流涕等表证，及时刮痧（如取肺俞穴、中府穴等）可将表邪祛除，以免表邪不祛，蔓延进入五脏六腑而生大病。

痧是什么？刮痧时，刮板向下的压力会使微循环障碍部位瘀滞的血液从毛细血管壁的间隙渗出于血脉之外，暂留在皮下组织和肌肉组织之间，这些含有体内毒素的离经之血就是我们看到的痧。

刮拭瞬间所出现的痧迅速改变了血管腔内血液的瘀滞状态，减轻了血管腔内的压力，使含有营养物质的新鲜血液畅行无阻，也将代谢废物及时带走。局部组织不再受代谢废物瘀滞和新鲜营养无法获得之苦，就可维持良好的内循环和生命活力，远离疾病了。

机体在亚健康的未病状态或脏腑器官有病理改变时，相关部位的微循环均会有异常改变。只要出现微循环障碍，无论有无自觉症状，刮痧都可起到保健作用。

刮出之痧颜色逐渐变浅，最后消失，皮肤恢复正常颜色。刮出的痧哪里去了？用现代医学免疫学的理论来分析退痧的现象和过程：痧的消失不是毒素被身体吸收了，而是毒素被身体内具有免疫功能的细胞分解排出体外了。

痧是渗透到血脉之外，存在于组织之间、皮肤之下的离经之血。这些离经之血被身体视为异物，交给具有免疫功能的淋巴细胞及血液中的吞噬细胞来识别、化解，最终通过呼吸、汗液、尿液等途径排出体外。

免疫系统是身体的防卫部队，免疫力低下是身体生病的主要原因之一。而刮痧可以增强免疫力，清除痧的过程可以激发免疫系统的功能，使体内免疫细胞得到锻炼，排异能力增强，可以有效、快速清除病理产物，提高机体的应激能力和组织创伤的修复能力。这是刮痧的另一个重要的保健作用，对免疫机能逐渐下降的现代人尤为重要。

小知识一：

微循环与微循环障碍

机体仅靠心脏的收缩力是不可能将心脏内的血液送到组织细胞的，必须依靠遍布全身的微血管进行调节，因此，微循环是否通畅从根本上决定着人体的健康状况。危害现代人健康的许多慢性疾病，如糖尿病、动脉硬化等都与微循环不畅有密切关系。

微循环的理论从微观的角度解释了中医"经络不通""气血不畅"的现象，并形象、生动地揭示了刮痧保健康之谜。

小知识二：

认识身体里的清道夫

人体血液、淋巴液和组织间液中有多种防御因素，能对体内异物，即非正常组织、外来组织有识别能力和排除能力。免疫系统中的淋巴细胞及血液中的吞噬细胞就有这样的功能。它们将识别出来的异物中和、吞噬、分解，通过复杂的生化过程排出体外，因有净化体内环境的作用，被称为体内的清道夫。

2. 刮痧治病的科学机理

"痧症"是中医书上常见的病名。现代认为的"痧"，是用特定的工具在病人身上循经走穴刮拭后，皮肤很快出现一些紫红颜色、类似细沙粒的点，人们据此将其取名为"痧症"。"痧"就是体内毒素瘀积、阻塞，一旦"不通"，病症便随之而来。"痧毒"由无法消化的食物或

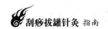

无法排除的代谢废物累积而成，人体痧毒淤积到一定程度，除了血液循环可能受阻外，还有许多液体的循环也可能受阻，如淋巴液、细胞外液、组织间液等。用西方医学的观点解释，一旦液体流动受阻，就容易产生慢性筋膜炎，人会感觉局部肌肉僵硬。而刮痧就如同按摩，可以促进体内液体的循环，避免阻塞。

早在明代医学家张凤逵的《伤暑全书》中，对于"痧症"这种病的病因、病机、症状就有具体的描述。他认为，毒邪由皮毛而入，可以阻塞人体的脉络，阻塞气血，使气血流通不畅；毒邪由口鼻吸入的时候，就阻塞络脉，使络脉的气血不通。这些毒邪越深，痧积得越厉害，发病就越剧烈，对于这种情况，就必须采取急救的措施，即可以用刮痧放血的办法来治疗。

刮痧疗法就是用刮痧器具在表皮经络穴位上进行刮拭，刮至皮下出血凝结成像米粒样的红点为止，通过这种出痧的方式来排除体内毒素。刮痧后通过发汗使毛孔张开，痧毒（也就是体内毒素）随即排出体外，从而达到预防和治愈疾病、增强体质的目的。

3. 刮痧疗法的六大治疗作用

刮痧的治病作用可表现在以下六个方面：

活血祛瘀

刮痧可调节肌肉的收缩和舒张，使组织间压力得到调节，以促进刮拭组织周围的血液循环，增加组织的血液流量，从而起到"活血化瘀""祛瘀生新"的作用。

调整阴阳

刮痧对内脏功能有明显的阴阳平衡的双向调整作用，如肠蠕动亢进者，在腹部和背部等处使用刮痧手法可使亢进受到抑制而恢复正常。反之，肠蠕动功能减退者，则可促进其蠕动恢复正常。这说明刮痧可以调整脏腑阴阳的偏盛偏衰，使脏腑阴阳得到平衡，恢复其正常的生理功能。

舒筋通络

肌肉附着点和筋膜、韧带、关节囊等软组织受损伤后，可发出疼痛信号，通过神经的反射作用，使相关组织处于警觉状态，肌肉的收缩、紧张甚至痉挛便是这一警觉状态的反应，其目的是为了减少肢体活动，从而减轻疼痛，这是人体自然的保护反应。此时，若不及时治疗，或是治疗不彻底，损伤组织可形成不同程度的粘连、纤维化或疤痕化，以致不断地发出有害的刺激，加重疼痛、压痛和肌肉收缩紧张，继而又可在周围组织引起继发性疼痛病灶，形成新陈代谢障碍，进一步加重"不通则痛"的病理变化。

临床经验得知，凡有疼痛则肌肉必紧张；凡有肌紧张又势必疼痛，它们常互为因果关系。刮痧治疗中常看到，消除了疼痛病灶，肌紧张也就消除；如果使紧张的肌肉得以松弛，则疼痛和压迫症状也可以明显减轻或消失，同时有利于病灶修复。

刮痧是消除疼痛和肌肉紧张、痉挛的有效方法，主要机理为：

一是加强局部循环，使局部组织温度升高，增加组织血液循环；

二是以刮痧板为工具配用多种手法的直接刺激作用下，提高了局部组织的痛阈；

三是经脉的分支为络脉，皮部又可以说是络脉的分区，故《素问·皮部论》又说："凡十二经络脉者，皮之部也。"皮部之经络的关系对诊断、治疗疾病有重要意义。《素问·皮部论》："皮者脉之部也，邪客于皮则腠理开，开则邪客于络脉，络脉满则注于经脉，经脉满则舍于府藏也。"这是指出病邪由外入内，经皮部积聚于经脉之中。通过刮痧板配用多种手法刺激皮部，刺激通过皮部传导到深部经脉之中，从而解除深部肌肉的紧张痉挛，以消除疼痛。

信息调整

人体的各个脏器都有其特定的生物信息（固有频率及生物电等）。当脏器发生病变时，有关的生物信息也会随之发生变化，而生物信息的改变也可影响整个脏器系统乃至全身的机能平衡。

刮痧可以产生各种刺激或能量，并以传递的形式作用于体表的特定部位，产生一定的生物信息，再通过信息传递系统输入到相关脏器，对失常的生物信息加以调整，从而起到对病变脏器的调整作用。这是刮痧治病和保健的依据之一。如用刮法、点法、按法刺激内关穴，输入调整信息，可调整冠状动脉血液循环，延长左心室泵血时间，使心绞痛患者的心肌收缩力增强，心血输出量增加，改

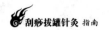

善冠心病心电图的 ST 段和 T 波，增加冠脉流量和血氧供给等。如用刮法、点法、按法刺激足三里穴，输入调整信息，对垂体、肾上腺髓质功能有良性调节作用，可提高机体免疫能力和调整肠运动等。

排除毒素

刮痧过程（用刮法使皮肤出痧）可使局部组织高度充血，血管神经因受到刺激使血管扩张，血液及淋巴液流动增快，吞噬作用及清除力量加强，使体内包含毒素和废物的离经之血加速排除，组织细胞进一步得到营养，从而使血液得到净化，全身抵抗力得到增强，达到减轻病势，促进康复的目的。

行气活血

气血通过经络系统的传输对人体起着濡养、温煦等作用。刮痧作用于肌表，使经络通畅、气血通达，则瘀血化散，凝滞固塞得以崩解消除，全身气血通达无碍，局部疼痛得以减轻或消失。

现代医学认为，刮痧可使局部皮肤充血，毛细血管扩张，血液循环加快；另外刮痧的刺激可通过神经—内分泌调节系统改变血管舒、缩功能和血管壁的通透性，增强局部血液供应而改善全身血液循环。刮痧出痧的过程是一种血管扩张渐至毛细血管破裂，血流外溢，皮下局部形成瘀血斑的现象，血凝块（出痧）不久即能溃散，起到自体溶血作用，这时候便形成一种新的刺激素，能加强局部的新陈代谢，有消炎的作用。

自体溶血是一个延缓的良性弱刺激过程，其不但可以刺激免疫机能，使其得到调整，还可以通过向心性神经作用于大脑皮质，继续起到调节大脑的兴奋与抑制过程和平衡内分泌系统的作用。

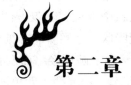

第二章

刮痧前必须要做的准备

刮痧前要做好充分的准备，除了要把刮痧的工具准备齐全，还要仔细了解操作步骤。只要方法得当，刮痧疗法不仅能治病，而且能起保健作用，是一种操作方便、疗效显著的治疗方法。

刮痧的器具

1. 选择刮痧的工具

刮痧工具包括刮痧板和润滑剂。工具的选择直接关系到刮痧治病保健的效果。古代用汤勺、铜钱、嫩竹板等作为刮痧工具，用麻油、水、酒作为润滑剂。这些工具虽然取材方便，能起到一些刮痧治疗作用，但因其简陋、本身无药物治疗作用，均已很少应用。现多选用经过加工的有药物治疗作用并且没有副作用的工具。这样的工具能发挥双重作用，既能作为刮痧工具使用，其本身又有治疗作用，可以明显提高刮痧的疗效。

刮痧板

刮痧板是刮痧的主要工具。目前各种形状的刮痧板、集多种功能于一身的刮痧梳子相继问世，其中有水牛角制品，也有玉制品和玛瑙制品。水牛角质地坚韧，光滑耐用，药源丰富，加工简便。药性与犀牛角相似，只是药力稍逊，常为犀牛角之代用品。水牛角味辛、咸，性寒。辛可发散行气、活血润养，咸能软坚润下，寒能清热解毒。因

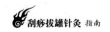

此水牛角具有发散行气、清热解毒、活血化瘀的作用。玉性味甘平，入肺经，润心肺，清肺热。据《本草纲目》介绍：玉具有清音哑、止烦渴、定虚喘、安神明、滋养五脏六腑的作用，是具有清纯之气的良药，可避秽浊之病气。古人常将玉质品佩戴在手腕、颈部及膻中部位。若将玉质刮痧板佩戴在膻中部位，不仅方便使用，其对局部的按摩和人体对某些成分的缓慢吸收，还可养神宁志、健身祛病。水牛角及玉质刮痧板均有助于行气活血、疏通经络而没有副作用。

刮痧板一般加工为长方形，边缘光滑，四角钝圆，弧度自然。刮板的两长边，一边稍厚，一边稍薄。薄面用于人体平坦部位的治疗刮痧，厚面适合于按摩保健刮痧，刮板的角适合于人体凹陷部位刮拭。

水牛角刮板如长时间置于潮湿之地，或浸泡在水里，或长时间暴露在干燥的空气中，容易发生裂纹，影响使用寿命。因此刮毕洗净后应立即擦干，最好放在塑料袋或皮套内保存。玉质板在保存时要避免磕碰。

为避免交叉感染，最好专人专板固定使用。水牛角刮痧板可以使用1∶1000的新洁尔灭或75%的酒精或者0.5%的碘伏擦拭消毒。玛瑙和玉制品的刮痧板，除了擦拭消毒还可以使用高压蒸汽或者煮沸消毒。

润滑剂

刮痧治疗的润滑剂通常为有药物治疗作用的润滑剂，这种润滑剂应由具有清热解毒、活血化瘀、消炎镇痛作用，同时又没有毒副作用的药物及渗透性强、润滑性好的植物油加工而成。药物的治疗作用有助于疏通经络，宣通气血，活血化瘀。植物油有滋润保护皮肤的作用。刮痧时涂以润滑剂不但能减轻疼痛，加速病邪外排，还可保护皮肤，预防感染，使刮痧安全有效，比如活血润肤脂和刮痧活血剂。活血润肤脂的作用较为广泛，其为软膏制剂，不但润滑性好，涂抹时也不会因向下流滴而弄脏衣服，易被皮肤吸收，活血润肤作用持久，特别适合于面部美容刮痧，可作刮痧和美容护肤两用。

2. 刮痧板什么材质最好

常用的刮痧板主要材料为砭石与水牛角两种，其结构包括面、厚边、薄边和棱角几部分。治疗疾病用时多用薄边，保健多用厚边，关节附近穴位和需要点按穴位时多用棱角刮拭。

砭石刮痧板

（1）砭石质感非常细腻、柔和，摩擦皮肤时有很好的皮肤亲和力，人体感觉非常舒服。

（2）砭石刮痧板刮拭人体皮肤时，可产生大量的超声波脉冲，每刮拭一次产生的平均超声波脉冲数可达 3698 次。科学研究表明，超声波有改善人体血液微循环、镇痛、改善心肌血液供应、增加胃肠蠕动、抑制癌细胞生长、清除体内多余脂肪等作用。

（3）砭石具有极佳的远红外辐射能力，可增强人体细胞的正常机能，提高吞噬细胞的吞噬功能，使杀菌力、免疫力等均有所提高，能改善各种疾病引起的病变，延缓衰老；同时能改善人体血液微循环，从而可防治冠心病、高血压、肿瘤、关节炎、四肢发凉等病症的发生；还能促进新陈代谢，使新陈代谢产生的毒素和废物迅速排出体外，减轻肝脏及肾脏的负担；砭石刮痧还具有降低血液黏度，防止血栓形成的作用，可减轻胸闷、心悸、头昏、麻木等症状。

水牛角刮痧板

（1）以天然水牛角为材料。水牛角本身是一种中药，味辛、苦，性寒，具有清热解毒、凉血、定惊、行气等功效，对人体肌表无毒性刺激和化学不良反应。

（2）水牛角在中国古代和现代南方少数民族地区被视为辟邪祛灾之吉祥物，随身携带或用其刮拭皮肤有避邪强身之功，为理想的强身祛病之佳品。

（3）水牛角的角质蛋白和人体肌肤蛋白大致相同，水牛角做成的刮痧板光滑柔润，皮肤触感舒适。刮痧时，刮痧板与人体体表摩擦生热，可使水牛角刮痧板蛋白轻微溶解，起到滋养皮肤的作用。

3. 刮痧的持板方法及手法

正确的持板方法是，把刮痧板的长边横靠在手掌心，大拇指和其他四个手指分别握住刮痧板的两边，刮痧时用手掌心的部位向下按压。单方向刮拭，不要来回刮。刮痧板与皮肤表面的夹角一般为 30 度到 60 度，以 45 度角应用得最多，这个角度可以减轻刮痧过程中的疼痛，增加舒适感。

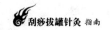
手拿刮板，治疗时刮板厚的一面对手掌，保健时刮板薄的一面对手掌。刮拭方向从颈到背、腹、上肢再到下肢，从上向下刮拭，胸部从中间向两侧刮拭，力度要均匀。刮痧板一定要消毒。刮痧时间一般为每个部位 3~5 分钟，最长不超 20 分钟。对于一些不出痧或出痧少的患者，不可强求出痧，以患者感到舒服为原则。刮痧次数一般是第一次刮完等 3~5 天，痧退后再进行第二次刮治。出痧后一至两天，皮肤可能轻度疼痛、发痒，这些反应属正常现象。

刮痧时患者的体位

人体的整体刮拭顺序是：先头部、颈部、背部、腰部，然后腹部、胸部，最后刮上肢、下肢。刮拭的方向都是从上往下刮拭，胸部处由中间向两侧刮拭。每个部位先刮阳经，后刮阴经；先刮人体左侧，再刮人体右侧。

1. 头部

【刮拭方法】

头部有头发覆盖，可以不涂抹刮痧润滑油而直接在头发上面用刮痧板刮拭，方法用平补平泄的方法，刮至头皮有热感。

【主治病症】

头部刮痧具有改善头部血流循环，疏通全身阳气等作用，可预防和治疗脑血栓、神经衰弱、各种类型的头痛、高血压、眩晕、记忆力衰退、老年痴呆、感冒、脱发等。利用牛角梳子对头部进行刮拭，可产生良好的治疗效果。

2. 面部

【刮拭方法】

（1）刮拭前额部：从前额正中线开始，分别向两侧刮拭，上方刮至前发际，下方刮至眉毛，经鱼腰穴、丝竹空穴等。

（2）刮拭两颧部：由内侧向外刮拭，经承泣穴、四白穴、下关穴、听宫穴、耳门穴等。

（3）刮拭下颌部：以承浆穴为中心，分别向两侧刮拭，经过地仓穴、颊车穴等。

【主治病症】

面部刮痧具有养颜美容的功效，可防治眼病、鼻病、耳病、面瘫、雀斑等五官科疾病。面部刮痧适宜选用S形刮痧板或小的多功能刮痧板，动作宜轻柔，不可过猛过重，以不出痧为度。对于眼、耳、口、鼻等部位可以用手指刮摩来代替刮痧板。

3. 颈部

【刮拭方法】

（1）刮拭颈部正中线：从哑门穴刮至大椎穴。

（2）刮拭颈部两侧到肩：从风池穴开始到肩井穴。

【主治病症】

颈部刮痧可治疗感冒、头痛、近视、咽炎、颈椎病等，还可治疗癫痫、脑震荡后遗症、失眠等，适宜使用多功能牛角刮痧板或者方形牛角刮痧板。

4. 背部

【刮拭方法】

背部的刮拭方向是从上到下，骶部的刮拭方向是自下而上。一般先刮背正中线督脉上的穴位，再刮两侧的膀胱经和夹脊穴。也可根据病变在背部的全息反射对应区进行刮拭，并结合揉法由轻至重进行刮拭。

【主治病症】

可预防全身五脏六腑的病症，适宜使用多功能牛角刮痧板或者方形牛角刮痧板。

5. 胸部

【刮拭方法】

（1）刮拭胸部正中线：从天突穴经膻中穴向下刮至鸠尾穴，用刮板角部自上而下刮。

（2）刮拭胸部两侧：以任脉为界，沿肋骨走向由内向外，先左后右刮拭。

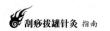

（3）刮拭中府穴：宜用刮板棱角部从上向下刮。

【主治病症】

胸部刮痧主治心肺疾患，可预防支气管炎、哮喘、乳腺炎、乳腺癌等，适合采用多功能牛角刮痧板或者肾形牛角刮痧板等。

6. 腹部

【刮拭方法】

腹部由上往下刮拭。用刮板的一边 1/3 边缘，从左侧依次排刮至右侧。对内脏下垂的患者，宜从下往上刮拭。

【主治病症】

主要治疗肝胆、脾、肾、大小肠等腹腔脏器的病变，如胆囊炎、消化不良、便秘、泄泻等。

刮痧的补泻手法

刮痧的补泻手法是由按压力大小、时间长短、刮拭方向和速度快慢等多个因素决定的。根据刮拭时的力量和速度，刮拭手法可以分为补法、泻法和平补平泻法。

一般中医外治法均认为速度快、按压力大、刺激时间短为泻；速度慢、按压力小、刺激时间长为补；速度适中、按压力适中、时间介于补泻之间为平补平泻，亦称平刮法。平刮法有三种刮拭手法：第一种为按压力大，速度慢；第二种为按压力小，速度快；第三种为按压力中等，速度适中。具体应用时可根据患者病情和体质灵活选用。其中按压力中等、速度适中的手法易于被患者接受。平补平泻法介于补法和泻法之间，常用于正常人保健或虚实兼见证的治疗。

按压力大小决定刮痧治疗的作用，而速度快慢决定刮痧治疗的舒适感。

体弱、虚证者及皮下脂肪少的部位：应用按压力小，速度慢的补法刮拭。

虚实兼见证及亚健康者：采用平补平泻法刮拭。

体质较好者，肌肉丰厚部位应用按压力大，速度慢的手法。

体质差者或肌肉、脂肪少的部位用按压力小，速度快的手法；虚实兼见证可用按压力中等，速度中等的平补平泻法刮拭。

刮拭过程中始终保持一定按压力，才能将刮拭的作用力传导至深层组织，才有治疗作用。按压力小，则治疗作用浅；按压力大，治疗作用才可深达经脉、肌肉、骨骼。刮拭速度快，对经脉气血运行的推动力大；速度慢，推动力则减弱。

补泻效果是由机体状态、腧穴特性和刮拭手法几种因素综合决定的，刮拭手法只是其中的一种因素。机体状态与补泻效果有直接的关系，当机体正气充足时，经气易于激发，刮拭补泻调节作用显著；当机体正气不足时，经气不易激发，刮拭补泻调节作用缓慢。腧穴的特性也是一种因素，有些腧穴有强壮作用，如足三里、关元，刮拭这些腧穴可以补虚。有些腧穴有泻实作用，如肩井、曲池，刮拭这些腧穴可以泻实。中医经络理论认为："顺经气而行则补，逆经气而行则泻。"在刮痧疗法中，保健刮痧和一般病症治疗不必拘泥于这一理论，主要以刮拭手法的速度和力量进行补虚和泻实。对于体质较弱的虚证，可参考这一理论按经气的运行方向刮拭进行补泻。

刮痧刺激后的痧痕和痧象

刮痧工具作用在人体表面后，皮肤会对这种刺激产生各种各样的反应，发生颜色和形态的变化，这种变化和反应就是"痧象"，也称"痧痕"。常见的痧痕有体表局部潮红、紫红或紫黑瘀斑，点状紫红小疹子，与此同时常伴有不同程度的热痛感。皮肤的这些变化会持续一至数天。只要刮数分钟，凡有病原的部位表面轻者可见微红或花红点，重者出现斑块，甚至见黑色块，摸上去稍有阻碍或隆突感，较严重的青黑斑块在刮拭时会有痛感，如无病，就没有反应和痛感。

痧痕对疾病的诊断、治疗、病程、预后判断有一定的临床指导意义。痧色鲜红，呈点状，多为表证，病程短，病情轻，预后好；痧色暗红，呈斑片状或瘀块，痧粒密集，多为里证，病程长，病情重，预后差。随着刮痧的治疗，痧象颜色由暗变红，由斑块变成散点，说明病情在好转，治疗是有效的。一般说来，无病者，减肥、美容或保健刮拭者，无明显痧象。

"痧象"是疾病在体表的病理反应，而刮痧疗法就是利用刮痧工具

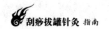
或手指、针具在人体体表的特定刺激部位或穴位上施以反复的刮拭、提捏、挑刺、揪挤等手法，使皮肤出现片状或点片状瘀血的刺激反应，以疏通经络、扶正祛邪、调整脏腑功能、恢复生理状态、排泄毒素、退热镇痉、开窍醒神、祛除疾病为目的的一种物理性外治疗法，也是从临床实践中总结出来的一种非药物治疗法，多年来一直流传和应用于民间，深受广大群众的欢迎。

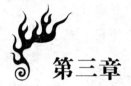

第三章

常见疾病的刮痧疗法

人体病症有千千万万种，而有一些疾病是常见的，比如感冒、中暑等等，而针对这些常见疾病，也有着相应的刮痧疗法。找准相应的全息穴区，加上治疗时的一些小提示，便可以很好地缓解病情。

内科疾病

1. 发热

发热是指体温升高超过正常范围，可见于多种疾病，诸如病毒、细菌、寄生虫所引起的各种传染病；身体局部感染，组织破坏或坏死等感染性疾病；药物反应，甲状腺功能亢进，神经性低热等非感染性疾病。经医生明确诊断、指导用药后，可用刮痧辅助退热。

【刮痧治疗】

头部：全息穴区——额中带、额旁一带（双侧）。

　　　胆经——双侧风池。

背部：督脉——大椎至至阳。

　　　膀胱经——双侧大杼至肺俞。

上肢：大肠经——双侧曲池、合谷。

　　　三焦经——双侧外关。

　　　肺经——双侧列缺。

下肢：肾经——双侧复溜。

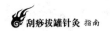

小提示：

（1）刮痧后，饮2~3杯热水，以协助发汗退烧，刮痧后半小时内不宜洗澡。

（2）勿暴露出痧部位，保暖为宜。

（3）避开皮肤有疖肿、破损、痣斑等部位。

（4）饭后一小时、空腹或大汗后的病人不宜刮痧。如高热不退，需送医院就诊，以查明病因。

（5）饮食宜选用清淡而易于消化的流食和半流食，禁食高脂肪油煎、熏烤、炒炸的食物。

2. 头痛

头痛是很多疾病都可引起的一种自觉症状，局部疾病如颅内脑实质疾患、脑水肿、脑血管病后遗症、脑炎后遗症、脑血管疾患、脑膜疾患、近颅腔的眼耳鼻咽疾患；感染或中毒性疾病如流感、肺炎、疟疾、伤寒、煤气中毒、尿毒症、菌血症；心血管系统疾病如高血压、动脉硬化、贫血、心脏病；机能性疾病如神经衰弱、偏头痛、精神紧张性头痛、癔病和癫痫后头痛等。明确诊断后，均可照此刮痧治疗。

【刮痧治疗】

头部：全息穴区——额中带、额顶带后 1/3、顶颞前斜带下 1/3
　　　　　　　（患侧）。

　　　经外奇穴——双侧太阳。

　　　胆经——双侧曲鬓、风池。

　　　胃经——双侧头维。

　　　督脉——以百会为中心，分别向前至神庭、向左右至耳
　　　　　　　上区、向后至哑门。

　　　疼痛重者加阿是穴。

肩部：胆经——双侧肩井。

上肢：大肠经——双侧曲池、合谷。

小提示：

> 刮痧治疗头痛效果非常得好，但应结合现代诊断方法，注意颅脑内的实质性病变要结合其他治疗方法。

3．感冒

感冒是四季常见外感病，中医又有风寒外感、风热外感和暑湿外感之分。常见有头痛、发热、畏寒、乏力、鼻塞、流涕、打喷嚏、咽痛、干咳、全身酸痛等症状，部分患者还可出现食欲不振、恶心、便秘或呕吐、腹泻等消化道症状。

【刮痧治疗】

头部：全息穴区——额中带、额旁一带（双侧）。

　　　督脉——百会至哑门。

　　　胆经——双侧风池。

　　　大肠经——双侧迎香。

背部：督脉——大椎至至阳。

胸部：肺经——双侧中府。

上肢：大肠经——双侧曲池、合谷。

　　　肺经——双侧列缺、尺泽。

下肢：胃经——双侧足三里。

小提示：

> 平时易患感冒的人，在易感季节每天使用艾炷灸双侧足三里穴可以起到预防感冒的作用。

4．中暑

中暑是由于盛夏感受暑热所致，由于病情轻重程度之不同而症状表现各异。临床可见大量出汗、口渴、头昏耳鸣、胸闷、心悸、恶心、四肢无力、皮肤灼热，甚则猝然昏倒、不省人事。高温作业如出现此类症状可照此刮痧治疗。

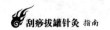
【刮痧治疗】

头部：全息穴区——额中带、额旁一带（双侧）、额顶带前 1/3。

督脉——人中。

背部：督脉——大椎至至阳。

膀胱经——双侧肺俞至心俞。

小肠经——双侧天宗。

上肢：心包经——双侧曲泽至内关。

大肠经—— 双侧曲池、合谷。

下肢：膀胱经——双侧委中。

【药物辅助治疗参考】

（1）藿香正气水，十滴水，人丹，千金消暑丸。

（2）口服补充淡盐水至少 300~500 毫升。

小提示：

中暑发病急骤，必须及时给予治疗，否则会有生命危险。首先应该把患者移至通风阴凉的地方。重症者应严密观察病情的变化。

5．咳嗽

咳嗽是呼吸系统疾病的主要症状之一，根据其发病原因，可分为外感咳嗽和内伤咳嗽两大类。外感咳嗽起病急、病程短，同时往往伴随上呼吸道感染的症状。内伤咳嗽病程长，时轻时重。本症常见于急慢性支气管炎、肺炎、支气管扩张、肺气肿、肺结核等疾病。

【刮痧治疗】

头部：全息穴区——额中带、额旁 1 带（双侧）。

背部：督脉——大椎至至阳。

膀胱经——双侧大杼至肺俞。

胸部：任脉——天突至膻中。

前胸——由内向外刮拭。

肺经——双侧中府。

上肢：肺经——双侧尺泽、列缺。

大肠经——双侧合谷。

【药物辅助治疗参考】

（1）二陈丸：用于痰湿内停引起的咳嗽。

（2）二母宁嗽九：用于痰热壅肺引起的咳嗽。

（3）蛇胆川贝散：用于风热咳嗽、久咳痰多。

（4）橘红丸：用于肺胃湿热，咳嗽痰盛。

（5）枇杷止咳糖浆：用于伤风感冒咳嗽痰多。

（6）莱阳梨膏：用于肺燥咳嗽、干咳痰少。

6. 哮喘

哮喘是一种常见的反复发作性呼吸系统疾病。喉中痰鸣声谓之哮，呼吸急促困难谓之喘。哮和喘常相伴发生，难以严格划分，故称为哮喘。支气管哮喘、喘息性慢性支气管炎、阻塞性肺气肿以及其他疾病所见的呼吸困难皆可照此刮痧治疗。

【刮痧治疗】

头部：全息穴区——额中带、额旁一带（双侧）、额顶带前1/3。

背部：督脉——大椎至至阳。

　　　膀胱经——双侧大杼至膈俞。

　　　奇穴——双侧定喘、气喘。

　　　膀胱经——补刮双侧志室、肾俞。

胸部：任脉——天突至膻中。

　　　前胸——由内向外刮拭。

　　　肺经——双侧中府。

上肢：心包经——双侧曲泽经内关直至中指尖。

　　　咳嗽加肺经——双侧尺泽至太渊。

　　　痰多加胃经——双侧足三里至丰隆。

【药物辅助治疗参考】

（1）气管炎丸：用于老年性哮喘，支气管扩张，慢性支气管炎。

（2）痰咳净：用于急慢性支气管哮喘。

7. 胃脘痛

胃脘痛是指疼痛在上腹心窝处及其邻近部位，故古代又有心痛之

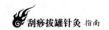

称。本证常见于急慢性胃炎，胃及十二指肠溃疡，以及胃痉挛或胃神经官能症等。食欲不振、胃扩张可参考此症刮痧治疗。

【刮痧治疗】

头部：全息穴区——额旁二带（双侧）、额顶带中 1/3。

背部：膀胱经——双侧胆俞、脾俞、胃俞。

腹部：任脉——上脘、中脘。

上肢：心包经——双侧内关。

下肢：胃经——双侧梁丘、足三里。

【药物辅助治疗参考】

（1）胃气止痛丸：用于胃脘寒证。

（2）九气拈痛丸：用于脘腹、两胁胀满疼痛。

（3）活胃散：用于胃寒作痛。

（4）气滞胃痛冲剂：用于治疗胃痛、腹痛、胁痛等诸种疼痛。

8. 呃逆

呃逆是一种气逆上冲胸膈，致喉间呃逆连声，声短而频，不能自制的症状。常见于胃肠神经官能症，或某些胃肠、腹膜、纵隔、食道的疾病。

【刮痧治疗】

头部：全息穴区——额中带、额旁二带（双侧）。

背部：膀胱经——双侧膈俞、膈关。

腹部：任脉——中脘。

奇穴——双侧呃逆。

上肢：心包经——双侧内关。

下肢：胃经——双侧足三里。

久呃不止者加刮任脉——气海、关元。

肾经——双侧太溪，用补刮法。

【药物辅助治疗参考】

（1）南瓜蒂 4 只，水煎服，连服 3~4 次。

（2）柿蒂 10 克，水煎服。

（3）刀豆子 60 克，炙后研末，每次服 6 克，日服 2 次。

（4）鲜姜、蜂蜜各 30 克，鲜姜取汁去渣与蜂蜜共调匀，1 次服下。

9. 腹胀

腹胀为自觉腹部胀满，嗳气和矢气不爽，严重时有腹部鼓胀膨隆的症状。常见于消化不良、肠功能紊乱、肠道菌群失调、各类肠炎、肠结核、肠梗阻，慢性肝、胆、胰腺疾患，以及心肾功能不全等疾病。明确诊断后，皆可照此对症刮痧治疗。

【刮痧治疗】

头部：全息穴区——额顶带后 1/3、额旁二带（双侧）。

背部：督脉——大椎至命门。

膀胱经——双侧肝俞至胃俞，大肠俞至小肠俞。

腹部：任脉——上脘至下脘、气海。

胃经——双侧天枢。

下肢：胃经——双侧足三里。

肝经——双侧太冲。

10. 腹痛

腹痛泛指胃脘以下、耻骨以上部位发生的疼痛，多与脾、胃、大肠、肝、胆等脏器有密切关系，诸如急慢性胰腺炎、急慢性肠胃炎、胃肠痉挛等皆可见此症。临床症状可由疾病的性质、部位的不同而表现各异，或腹痛剧烈，或腹痛绵绵，或脘腹胀痛等。在明确诊断后，均可照此对症刮痧治疗。

【刮痧治疗】

头部：全息穴区——额旁二带（双侧）、额顶带中 1/3。

背部：膀胱经——双侧脾俞至大肠俞。

腹部：任脉——中脘至关元。

胃经——双侧天枢。

上肢：心包经——双侧内关。

下肢：胃经——双侧梁丘、足三里至上巨虚。

11. 胃下垂

胃下垂多见于瘦长体形的人。胃下垂至脐腹乃至小腹部，食后脐腹或小腹饱胀，胃排空迟缓，嗳气，嘈杂，气短乏力，也可伴有其他脏器

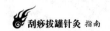

下垂，多因饮食失节、劳倦过度导致中气下陷、升降失常所引起。

【刮痧治疗】

头部：全息穴区——额顶带中 1/3、额旁二带（双侧）。

　　　督脉——百会。

背部：膀胱经——双侧脾俞至肾俞。

腹部：任脉——下脘至上脘，中极、关元、中脘等穴位。

　　　奇穴——双侧胃上。

下肢：胃经——双侧足三里。

　　　脾经——双侧地机、公孙。

【药物辅助治疗参考】

（1）补中益气丸。

（2）枳壳 30 克，水煎取汁，送服补中益气丸 6 克，每日 2 次。

12. 腹泻

腹泻也称泄泻，主要表现是大便次数增多，便质稀溏如糜，可呈浆水样，以秋冬季节多见。急慢性肠炎、肠结核、肠功能紊乱、慢性结肠炎、直肠炎、伤食、结肠过敏等，都可有腹泻出现，均可照此刮痧治疗。

【刮痧治疗】

头部：全息穴区——额旁二带（双侧）、额顶带后 1/3。

背部：膀胱经——双侧脾俞至大肠俞。

腹部：任脉——中脘至气海。

　　　胃经——双侧天枢。

下肢：胃经——双侧足三里至上巨虚。

　　　脾经——双侧阴陵泉、公孙。

【药物辅助治疗参考】

（1）附子理中丸：用于虚寒性泄泻，受寒或进冷食后发作加重者。

（2）肉果四神丸：用于早晨起床即泻者（中医称"五更泄"）。

（3）胡椒末和少量大米饭捣成药泥填入肚脐中，用胶布固定，24 小时一换。

（4）艾条灸长强穴、神阙穴。每穴灸 15 分钟，每天灸 1 次。

13. 便秘

凡大便干燥,排便困难,秘结不通超过3天以上者称为便秘。如大便秘结不通,多日一解,排便时间延长,或虽有便意而排便困难者均可照此刮痧治疗。

【刮痧治疗】

头部:全息穴区——额顶带中 1/3、额顶带后 1/3。

背部:膀胱经——双侧大肠俞。

腹部:胃经——双侧天枢。

脾经——双侧腹结。

上肢:三焦经——双侧支沟。

大肠经——双侧手三里。

下肢:胃经——双侧足三里至上巨虚。

【药物辅助治疗参考】

(1)麻仁润肠丸:用于津液不足、肠道失润所致的习惯性便秘。

(2)胡桃肉5枚,每晚临睡吃,佐以开水。大便通后可每日食 3~5 枚,连服 1~2 个月。

小提示:

患者应注意改变饮食习惯,多吃蔬菜、水果,进行适当的体育锻炼,养成定时排便的习惯。

14. 心悸

心悸是指病人自觉心慌不安,不能自主,或伴见脉象不调。一般呈阵发性,每因情绪波动或劳累过度而发作。本症可见于各种原因引起的心律失常,如各类心脏病、甲亢、贫血、神经官能症等。

【刮痧治疗】

头部:全息穴区——额中带、额旁一带(右侧)。

背部:督脉——大椎至至阳。

膀胱经——双侧心俞、胆俞。

胸部:任脉——膻中至巨阙。

上肢:心经——双侧阴郄至神门。

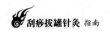

心包经——双侧郄门至内关。

下肢：心神不宁加胆经——双侧阳陵泉。

胃经——双侧足三里。

【药物辅助治疗参考】

天王补心丹、柏子养心丸、安神定志丸。

15．失眠、多梦

失眠是指经常不能获得正常的睡眠。轻者入睡困难，或睡而不实，或醒后不能入睡；重者可彻夜不眠。本症可单独出现，也可与头痛、头晕、心悸、健忘等症同时出现。神经衰弱、神经官能症以及因高血压、贫血等引起的失眠、多梦均可参照本法刮痧治疗。

【刮痧治疗】

头颈部：全息穴区——额旁一带（右侧）、额顶带后 1/3、顶颞后斜下 1/3（双侧）。

胆经——双侧风池。

奇穴——四神聪、双侧安眠。

背部：膀胱经——双侧心俞、脾俞、肾俞。

上肢：心经——双侧神门。

下肢：脾经——双侧三阴交。

【药物辅助治疗参考】

（1）朱砂安神丸、天王补心丹。

（2）酸枣仁 15 克，焙焦为末，睡前顿服。

（3）炒枣仁 20 克，麦冬 10 克，共研细末，每服 6 克，睡前服。

16．眩晕

眩晕以头晕眼花、恶心呕吐、耳鸣等为特征，可见于高血压、脑动脉硬化、贫血、内耳性眩晕、神经衰弱等多种疾病。

【刮痧治疗】

头颈部：全息穴区——额中带、额顶带后 1/3、顶颞后斜带下 1/3。（双侧）。

奇穴——四神聪。

督脉——百会至风府。

　　　　　胆经——双侧头临泣、风池至肩井。
　背部：膀胱经——双侧肝俞、肾俞。
　下肢：胃经——双侧足三里。
　　　　　脾经——双侧三阴交。
　　　　　肝经——双侧太冲。
　　　　　肾经——双侧涌泉。

【药物辅助治疗参考】

（1）天麻 10 克，钩藤 20 克，水煎服。

（2）泽泻 30 克，白术 10 克，水煎服。

（3）绿豆衣 6 克，桑叶 30 克，荷叶 30 克，水煎代茶饮。

（4）白蒺藜 10 克，石决明 15 克，菊花 5 克，珍珠母 15 克，水煎服。

17. 高血压

　　凡动脉血压长期持续超过 140/90mmHg（18.7/12.0kPa）则称为高血压，分为原发性和继发性。原发性高血压占高血压患者的大多数，发病原因不明确；继发性高血压是指由某些明确疾病引起的高血压。

　　高血压常见头痛、头晕、耳鸣、失眠、心烦易激动、腰腿酸软等症，日久可导致心脏与脑、肾及眼底血管发生病变。无论是原发性高血压或继发性高血压，皆可照此刮痧治疗。

【刮痧治疗】

　头颈部：全息穴区——额中带、额顶带后 1/3、额旁二带（左侧）血管舒缩区。

　　　　　督脉——百会至风府。

　　　　　胆经——双侧头临泣至
　　　　　　　　　风池、肩井。

　　　　　奇穴——双侧太阳、
　　　　　　　　　血压点。

　背部：督脉——大椎至长强。

　　　　　膀胱经——双侧肺俞至心俞。

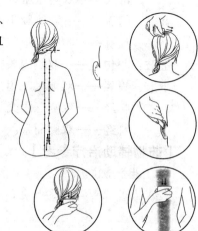

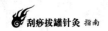

上肢：大肠经——双侧曲池。

下肢：胆经——双侧风市。

胃经——双侧足三里。

肾经——双侧太溪。

肝经——双侧太冲。

【药物辅助治疗参考】

（1）牛黄降压丸、降压片、脑立清。

（2）夏枯草20克水煎，每日1剂，分3次服。

（3）草决明子炒黄捣成粗粉，每次用3克，加糖，开水冲泡服用，1日3次。

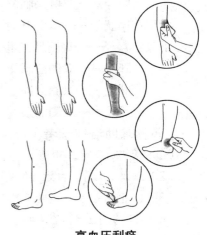

高血压刮痧

18. 低血压

凡血压偏低，自觉头晕、四肢乏力、心悸气短、不耐劳作者，皆可照此刮痧治疗。

【刮痧治疗】

头颈部：全息穴区——额中带、额旁一带（双侧）、额顶带后1/3。

督脉——百会。

奇穴——双侧血压点。

背部：膀胱经——双侧厥阴俞至膈俞、肾俞、志室。

胸部：任脉——膻中至中脘。

上肢：心包经——双侧内关。

下肢：胃经——双侧足三里。

脾经——双侧三阴交。

肾经——双侧涌泉。

【药物辅助治疗参考】

（1）生脉饮口服液。

（2）人参或西洋参3~5克，水煎连渣服。

19. 盗汗

睡而汗出，醒后即止叫盗汗，多为阴虚所致，可见于结核病、心脏病及虚损诸证。自汗和无汗也可照此刮痧治疗。

【刮痧治疗】

头部：全息穴区——额旁一带（右侧）、额顶带后 1/3。

背部：督脉——大椎至至阳。

　　　膀胱经——双侧肺俞至心俞。

　　　奇穴——与大椎至至阳平行的双侧夹脊穴。

胸部：任脉——膻中。

上肢：心经——双侧阴郄。

下肢：脾经——双侧三阴交。

　　　肾经——双侧复溜。

【药物辅助治疗参考】

六味地黄丸、中华鳖精口服液。

20. 水肿

下肢肿胀，甚至腰以下皆肿，按之凹陷，或头面浮肿，可见于慢性肾炎、慢性肾盂肾炎、尿毒症、各类心脏病、心功能不全、心力衰竭等病症。

【刮痧治疗】

头部：全息穴区——额顶带后 1/3、额旁二带（右侧）、额旁三带（双侧）、顶枕带下 1/3。

背部：膀胱经——双侧肺俞、三焦俞至膀胱俞。

腹部：任脉——水分至关元。

　　　肾经——双侧肓俞至大赫。

头面先肿者：加刮大肠经——双侧偏历至合谷。

　　　　　　三焦经——双侧支沟至阳池。

下肢先肿者：加刮肾经——双侧复溜至太溪、涌泉。

【药物辅助治疗参考】

（1）五苓散、己椒苈黄丸、六味地黄丸、杞菊地黄丸或其口服液。

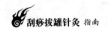
（2）冬瓜皮（干者）60~90克，加水煎浓汤口服，每日2~3次。

21．面神经麻痹

本病有中枢性面神经麻痹和周围性面神经麻痹之分，可见一侧面部板滞、麻木、瘫痪，不能做蹙额、皱眉、露齿、鼓颊等动作，口角向健侧歪斜，漱口时病侧漏水，进食时常有食物停留于齿颊间，或眼睑闭合不全，迎风流泪。本病初起可见耳后、耳下及面部疼痛，周围性面神经麻痹、面肌痉挛可照此刮痧治疗。

【刮痧治疗】

头部：全息穴区——额中带、顶颞前斜带下1/3（双侧）。

奇穴——患侧太阳、牵正。

胆经——患侧阳白、风池。

大肠经——患侧迎香。

三焦经——患侧翳风。

胃经——患侧地仓至颊车。

上肢：大肠经——对侧合谷。

小肠经——对侧养老。

下肢：胃经——对侧内庭。

膀胱经——对侧昆仑。

【药物辅助治疗参考】

（1）葛根汤、天麻丸。

（2）活鳝鱼血外涂患侧。

（3）将白芥子捣为细末，蜜调制成膏药，贴敷于患侧太阳穴上。

小提示：

患者应避免脸部受寒风吹，必要时可戴口罩和眼罩进行防护。注意少言笑，可配合热敷、理疗、按摩综合治疗。

22．三叉神经痛

三叉神经痛主要表现为顽固性头痛，或面颊部疼痛。常突然发作，呈阵发性放射性电击样剧痛，如撕裂、针刺、火烧一般，极难忍受，可伴恶心呕吐、面色苍白、畏光厌声等症。刮痧治疗时，可根据三叉神经眼支、上颌支和下颌支所支配不同区域的疼痛来选经穴区。

【刮痧治疗】

头部：全息穴区——额中带、额旁二带（左侧）、顶颞后斜带下1/3（双侧）。

眼支：奇穴——患侧太阳。

膀胱经——患侧攒竹。

胃经——患侧头维。

胆经——患侧阳白。

上颌支：胃经——患侧四白。

大肠经——患侧迎香。

胆经——患侧上关。

下颌支：任脉——承浆。

胃经——患侧颊车、下关。

三焦经——患侧翳风。

上肢：小肠经——眼支加对侧后溪，上颌支加对侧阳谷。

下肢：胆经——下颌支加对侧侠溪。

【药物辅助治疗参考】

（1）麦角胺 1 片，每日 3 次，适宜发作时服用，不宜久服。

（2）镇脑宁、正天丸、复方羊角冲剂。

（3）全蝎 2 克，蚯蚓干 3 克，甘草 2 克，共研细末，分 2 次早晚口服。

（4）茶叶、生姜、红糖适量，先将茶叶、生姜水煎取汁，再加入红糖，口服。

23. 帕金森综合征

帕金森综合征又称震颤麻痹综合征，由于感染、动脉硬化、中毒，或药物等原因引起，主要表现为痴呆，进食饮水发呛，手震颤不易持物，字越写越小，上肢震颤，走路慌张，前冲易跌等症状。上肢麻痹、上肢肌肉萎缩可照此刮痧治疗。

【刮痧治疗】

头部：全息穴区——额中带、额顶带后 1/3、顶颞前斜带中 1/3（对侧）。

颈背部：督脉——风府至身柱。

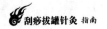

　　　　胆经——双侧风池至肩井。

　　上肢：大肠经——患侧手五里至手三里。

　　　　三焦经——患侧外关。

　　下肢：胃经——患侧足三里至条口。

　　　　胆经——患侧阳陵泉。

【药物辅助治疗参考】

　　（1）安坦2毫克，每日3次；或金刚烷胺100毫克，每日2次。症状减轻后，可加服左旋多巴125毫克，每日2次。

　　（2）知柏地黄丸、大补阴丸。

　　（3）酸枣仁、黑豆、五味子、石决明，水煎取汁服，每日早晚2次。

外科疾病

1. 颈椎病

　　颈椎病是一种慢性、复发性的中老年疾病，表现为在生理退行性变化过程中，因颈椎骨质增生、椎管狭窄等颈椎病变使颈椎逐渐发生一系列解剖病理变化，从而引起颈神经根椎体周围软组织、颈脊髓受刺激或压迫，出现以颈项、肩臂、肩胛上部、上胸壁及上肢疼痛或麻痛、头晕恶心，甚或呕吐等为特征的症状，这些症状常随颈部的活动位置而减轻或加重。

【刮痧治疗】

　　头部：全息穴区——顶枕带上 1/3、顶后斜带（对侧）。

　　颈肩部：督脉——风府至身柱。

　　　　　胆经——双侧风池至肩井。

　　　　　膀胱经——双侧天柱至大杼。

　　背部：小肠经——双侧天宗。

　　上肢：大肠经——双侧曲池。

　　　　　三焦经——双侧外关、中渚。

　　　　　阿是穴——疼痛局部。

　　下肢：胆经——双侧阳陵泉至悬钟。

治疗区域：

治疗方法：

面刮法

双角刮法

面刮法

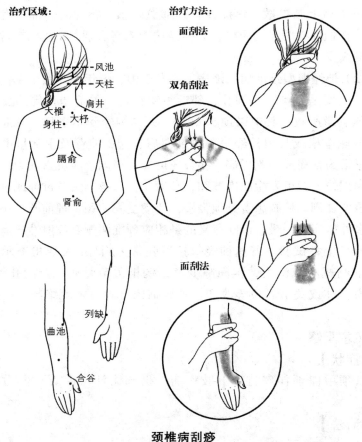

颈椎病刮痧

【药物辅助治疗参考】

（1）尪痹冲剂、颈复康。

（2）菊花、槐花、绿茶，沏水频服。

【颈椎病的分型及刮痧治疗】

颈椎病的临床表现较复杂，根据组织结构及症状不同，分为6种类型：颈型、神经根型、脊髓型、椎动脉型、交感神经型及混合型。以前两者最为常见。

（1）颈型颈椎病：颈项疼痛常常是其首发症状，时轻时重，可持续数月至数年。多由于睡眠时头颈部位置不当，受寒或体力活动时颈部突然扭转而诱发，呈持续性酸痛或钻痛，头部活动时加重，可向肩

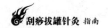
背部及头后上肢扩散，疼痛伴有颈部僵硬感，转动时颈部可发出响声。检查颈部有明显的压痛，无神经功能障碍表现，X 线检查常显示弯曲度改变。

（2）神经根型颈椎病：该病主要发于中、老年人，发生率仅次于颈型。主要是颈椎、椎间孔、邻近组织粘连，关节错位等病变使神经受压刺激所致，其中以颈 5、颈 6、颈 7 神经受累多见。其症状是受累一侧单根或几根神经根由颈部向肩、臂、前臂及手部呈电击样放射，常为钻痛或刀割样痛，多数还可表现患侧上肢沉重无力、麻木等，病程较长者可发生肌肉萎缩，咳嗽、打喷嚏、头颈过伸或过屈等活动诱发加剧。检查患者颈项强硬，活动受限，颈生理前凸变小，颈部有多处压痛点，最有诊断意义的是相应颈椎两侧有放射性压痛。压头试验、上举试验、臂丛神经牵拉试验常为阳性，X 线检查示颈椎生理前凸减小或消失，椎间隙变窄，钩椎关节骨刺，椎间孔缩小，少数有椎体或关节脱位等改变。本病临床分为风寒阻络与气血瘀滞 2 型。

风寒阻络

【症状】

以颈项僵硬伴肩背、上肢疼痛，畏寒无汗，舌淡苔白为典型症状。

【治法】

（1）选穴：风池、肩井、天柱、大椎、昆仑。

（2）定位。

风池：在项部，当枕骨之下，与风府相平，胸锁乳突肌与斜方肌上端之间的凹陷处。

肩井：在肩上，前直乳中，当大椎穴与肩峰端连线的中点上。

天柱：后发际正中直上 0.5 寸，旁开 1.3 寸，斜方肌外缘凹陷中。

大椎：第七颈椎棘突下凹陷中。

昆仑：在外踝后方，当外踝尖与跟腱之间的凹陷处。

（3）刮拭顺序：先刮肩颈部的风池、肩井、天柱、大椎，再刮足部昆仑穴。

（4）刮拭方法：泻法。在需刮痧部位涂抹适量刮痧油。由于肩部

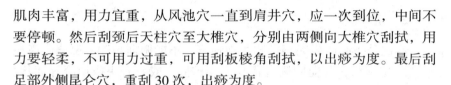

肌肉丰富，用力宜重，从风池穴一直到肩井穴，应一次到位，中间不要停顿。然后刮颈后天柱穴至大椎穴，分别由两侧向大椎穴刮拭，用力要轻柔，不可用力过重，可用刮板棱角刮拭，以出痧为度。最后刮足部外侧昆仑穴，重刮30次，出痧为度。

气血瘀滞

【症状】

以颈项僵硬伴肩背、上肢疼痛，胸闷心悸，舌质暗为典型症状。

【治法】

（1）选穴：风池、肩井、天柱、大椎、昆仑、血海、膈俞、三阴交。

（2）定位。

风池：在项部，当枕骨之下，与风府相平，胸锁乳突肌与斜方肌上端之间的凹陷处。

肩井：在肩上，前直乳中，当大椎穴与肩峰端连线的中点上。

天柱：后发际正中直上0.5寸，旁开1.3寸，斜方肌外缘凹陷中。

大椎：第七颈椎棘突下凹陷中。

昆仑：在外踝后方，当外踝尖与跟腱之间的凹陷处。

血海：屈膝，在髌骨底内侧缘上2寸，当股四头肌内侧头的隆起处。

膈俞：在背部，当第七胸椎棘突下，旁开1.5寸。

三阴交：在内踝尖直上3寸，胫骨后缘。

（3）刮拭顺序：先刮肩颈部的风池、肩井、天柱、大椎，再刮背部膈俞，最后刮下肢的血海、昆仑、三阴交。

（4）刮拭方法：泻法。在需刮痧部位涂抹适量刮痧油。由于肩部肌肉丰富，用力宜重，从风池穴一直到肩井穴，应一次到位，中间不要停顿。然后刮颈后天柱穴至大椎穴，分别由两侧向大椎穴刮拭，用力要轻柔，不可用力过重，可用刮板棱角刮拭，以出痧为度。刮背部膈俞穴，宜用刮板角部由上至下重刮30次，出痧为度。最后刮足部外侧昆仑穴和下肢内侧三阴交穴，重刮，各30次，出痧为度。

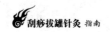

2. 落枕

落枕是指起床后突感一侧颈项强直，不能俯仰转侧，患侧肌肉痉挛，酸楚疼痛，并向同侧肩背及上臂扩散，或兼有头痛怕冷等症状。可见于颈肌劳损、颈项纤维组织炎、颈肌风湿、枕后神经痛、颈椎肥大等疾病。

【刮痧治疗】

头颈部：全息穴区——顶枕带上 1/3、顶后斜带（对侧）。

　　　　胆经——患侧风池至肩井。

　　　　阿是穴——疼痛局部。

背部：督脉——风府至至阳。

　　　膀胱经——患侧大杼至膈俞。

上肢：三焦经——患侧中渚。

　　　小肠经——患侧后溪。

　　　奇穴——患侧落枕穴。

下肢：胆经——患侧阳陵泉至悬钟。

3. 肩关节炎

本病是肩关节囊及关节周围软组织的慢性炎症反应，造成肩关节疼痛、活动受限。凡肩关节扭伤、疼痛皆可照此刮痧治疗。

肩周炎是指由多种因素引起的肩关节囊和关节周围软组织的一种退行性、慢性的病理变化。以肩周围疼痛、活动功能障碍为主要表现，其名称较多，如本病好发于 50 岁左右患者而称"五十肩"，因患者局部常畏寒怕冷，且功能活动明显受限，形同冰冷而固结，故称"冻结肩"，此外还有称漏肩风、肩凝症等。

肩周炎的发病特点为慢性过程。初期为炎症期，肩部疼痛难忍，尤以夜间为甚。睡觉时常因肩部怕压而取特定卧位，翻身困难，疼痛不止，不能入睡。如果初期治疗不当，可逐渐发展为肩关节活动受限，不能上举，呈冻结状。常影响日常生活，吃饭穿衣、洗脸梳头均感困难。严重时生活不能自理，肩臂局部肌肉也会萎缩，患者极为痛苦。

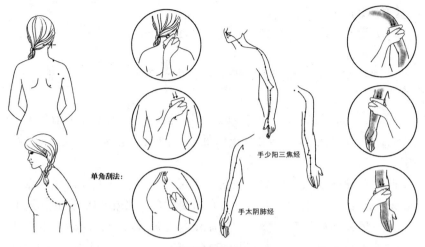

手少阳三焦经

手太阴肺经

单角刮法:

肩关节刮痧

【刮痧治疗】

头部：全息穴区——顶颞前斜带中 1/3（对侧）或顶颞后斜带中 1/3（对侧）。

背部：督脉——大椎至至阳。

膀胱经——患侧大杼至膈俞。

小肠经——患侧天宗。

胸背部：胆经——患侧肩井，腋前线、腋后线。

大肠经——患侧肩髃。

小肠经——患侧肩贞，分别至大肠经臂臑。

肺经——患侧云门。

上肢：大肠经——患侧曲池。

三焦经——患侧外关、中渚。

阿是穴——疼痛局部。

【肩关节炎的分型及刮痧治疗】

本病临床分为风寒阻络型与气血瘀滞型。

风寒阻络

【症状】

以肩部窜痛，遇风寒痛增，畏风恶寒为主要症状。

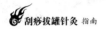

【治法】

（1）选穴：肩髃、肩贞、臂臑、曲池、外关、手三里、阿是穴。

（2）定位。

肩髃：在肩部三角肌上，臂外展或向前平伸时，当肩峰前下方凹陷处。

肩贞：在肩关节后下方，臂内收时，腋后纹头上1寸（指寸）。

臂臑：在臂外侧，三角肌止点处，当曲池与肩髃连线上，曲池上7寸。

曲池：在肘横纹外侧端，屈肘，当尺泽与肱骨外上髁连线中点。

外关：在手背腕横纹上2寸，尺桡骨之间，阳池与肘尖的连线上。

手三里：在前臂背面桡侧，当阳溪与曲池连线上，肘横纹下2寸。

（3）刮拭顺序：先刮肩部的肩髃、肩贞，再刮上臂三角肌下臂臑穴，然后刮上臂的曲池、手三里、外关。

（4）刮拭方法：泻法。在需刮痧部位涂抹适量刮痧油。刮拭肩部时，遇关节部位不可强力重刮，先分别刮拭肩髃、肩贞，宜用刮板角部，出痧为度。再刮上臂三角肌下臂臑穴，宜重刮，由上向下刮。最后刮上臂外侧，由曲池经手三里至外关穴，由上至下，用刮板角部刮拭，中间不停顿，刮30次，出痧为度。

气血瘀滞

【症状】

以肩部肿胀，疼痛拒按，夜间为甚，舌暗或有瘀斑为主要症状。

【治法】

（1）选穴：肩髃、肩髎、阿是穴、阳陵泉。

（2）定位。

肩髃：在肩部三角肌上，臂外展，或向前平伸时，当肩峰前下方凹陷处。

肩髎：在肩部，肩髃后方，当肩关节外展时于肩峰后下方呈现凹陷处。

阳陵泉：在小腿外侧，当腓骨头前下方凹陷处。

（3）刮拭顺序：先刮肩部的肩髃、肩髎、肩前俞、阿是穴，再刮下肢阳陵泉穴。

（4）刮拭方法：泻法。在需刮痧部位涂抹适量刮痧油。刮拭肩部时，遇关节部位不可强力重刮，先分别刮拭肩髃、肩髎、肩前俞、阿是穴，宜用刮板角部，出痧为度。最后刮下肢内侧穴，由上至下，用刮板角部重刮，30 次，出痧为度。

4．网球肘

本症是由于劳累或外伤后引起肘关节的局部疼痛，屈伸或旋转等功能受限或障碍的一种疾病，因最早多见于网球运动员，故名"网球肘"，凡肘关节疼痛皆可照此刮痧治疗。

【刮痧治疗】

头部：全息穴区——顶颞前斜带中 1/3（对侧）或顶颞后斜带中 1/3（对侧）。

上肢：大肠经——患侧肘髎至曲池。

三焦经——患侧消泺至天井、外关。

肺经——患侧尺泽。

小肠经——患侧小海、后溪。

5．腕关节痛

由于劳累、外伤、风湿、类风湿及其他各种原因所造成的腕关节疼痛，皆可照此刮痧治疗。

【刮痧治疗】

头部：全息穴区——顶颞后斜带中 1/3（对侧）。

上肢：大肠经——患侧曲池、偏历至阳溪、合谷。

三焦经——患侧外关至阳池、中渚。

肺经——患侧列缺至鱼际。

心包经——间使至大陵。

阿是穴——疼痛局部。

6．腰痛

由于劳累、外伤、风湿、受寒等各种原因引起的腰部一侧、两侧或正中部位疼痛。如腰肌劳损、腰椎骨质增生、腰椎椎管狭窄、骶髂关节炎、腰部扭伤等各种病症引起的急慢性腰痛等，均可照此刮痧治疗。

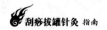

【刮痧治疗】

头部：全息穴区——顶枕带中 1/3、额顶带后 1/3。

背部：督脉——悬枢至腰俞。

　　　膀胱经——双侧肾俞、志室。

　　　奇穴——双侧腰眼。

下肢：膀胱经——双侧委中至承山。

　　　因扭伤所致腰痛加：小肠经——患侧后溪。

　　　督脉——人中。

　　　阿是穴——疼痛局部。

【药物辅助治疗参考】

（1）大秦艽丸、尪痹冲剂。

（2）鲜丝瓜藤煎水服。

（3）核桃仁 9 份，生姜 1 份，共煮烂，加红糖及白酒，饭后服。

7．强直性脊柱炎

本病是由于类风湿、骨质增生或其他原因引起的脊柱强直、疼痛、活动受限、腰背疼痛、下肢疼痛、行路困难。

【刮痧治疗】

头部：全息穴区——顶枕带、额顶带。

背部：督脉——大椎至腰俞。

　　　奇穴——双侧夹脊穴。

　　　膀胱经——双侧大椎至白环俞。

下肢：膀胱经——双侧委中至承山。

8．踝关节痛

本症指因风湿、类风湿、劳累、扭伤、骨关节炎及关节周围纤维组织炎等各种因素所致的踝关节疼痛。

【刮痧治疗】

头部：全息穴区——额顶带后 1/3、顶颞前斜带上 1/3 或顶颞后斜带上 1/3（对侧）。

下肢：膀胱经——患侧昆仑至京骨。

胃经——患侧足三里、解溪。

肾经——患侧太溪至照海。

胆经——患侧丘墟至侠溪。

阿是穴——疼痛局部。

9. 足跟痛

本症指一侧或双侧脚后跟疼痛，常见于肾虚、劳损、挫伤、跟骨骨质增生等病证。

【刮痧治疗】

头部：全息穴区——额顶带后 1/3、顶颞前斜带上 1/3 或顶颞后斜带上 1/3（对侧）。

上肢：心包经——患侧大陵。

下肢：膀胱经——患侧委中至承山，委阳至申脉。

肾经——患侧太溪、照海、水泉、涌泉。

阿是穴——疼痛局部。

【药物辅助治疗参考】

（1）六味地黄丸。

（2）长服核桃仁、黑芝麻以及其他硬果类。

10. 腓肠肌痉挛

腓肠肌痉挛，即"小腿抽筋"，是指一侧或双侧小腿因寒冷，或姿势突然改变等，引起腓肠肌突然发作的强直性痛性痉挛，牵掣、痛如扭转、不能活动，持续数十秒至数分钟或更久，其痛楚难以名状。

【刮痧治疗】

头部：全息穴区——额旁二带（左侧）、额顶带后 1/3、顶颞前斜带上 1/3 或顶颞斜带上 1/3（对侧）。

上肢：三焦经——患侧液门。

下肢：膀胱经——患侧委中、承筋至承山。

胆经——患侧阳陵泉至悬钟。

脾经——患侧阴陵泉至三阴交。

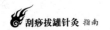

【药物辅助治疗参考】

（1）肌肉注射维生素 B_1 和 B_{12}。

（2）常服活性钙或其他钙剂。

（3）白芍 30 克，炙甘草 15 克，日 1 剂，水煎分 2 次早、晚口服。

11. 扭伤

本病指由外伤引起的局部肿胀疼痛、关节活动障碍。早期疼痛剧烈，局部迅速肿胀，皮肤温热，2 至 3 天内瘀血凝结，3 至 4 天后肿胀开始消退，瘀斑呈青紫色。刮痧疗法可减轻疼痛、促进早日痊愈。

【刮痧治疗】

头部：全息穴区——肩、肘、腕部扭伤者取顶颞前斜带中 1/3 或顶颞后斜带中 1/3（对侧）。胸部挫伤者取额旁一带（对侧）、顶颞后斜带中 1/3（对侧）。急性腰扭伤者取额顶带后 1/3、顶枕带中 1/3。膝、踝部扭伤者取额顶带后 1/3、顶颞前斜带上 1/3（对侧）。

督脉——后顶至风府。

背部：督脉——腰阳关至腰俞。

上肢：三焦经——患侧肩髎至消泺。

小肠经——患侧阳谷至后溪。

下肢：胆经——患侧环跳至膝阳关。

12. 下肢静脉曲张

下肢静脉曲张是指下肢浅表静脉发生扩张延长成蚯蚓状、弯曲成团状，晚期可并发慢性溃疡的病变。本病多见中年男性，或长时间负重或站立工作者。本病未破溃前属中医"筋瘤"范畴，破溃后属"臁疮"范畴。下肢静脉曲张是静脉系统最严重的疾病，也是四肢血管疾患中最常见的疾病之一。站立过久或走远路后患肢发胀、易疲劳。

【刮痧治疗】

头部：全息穴区——额旁一带（右侧）、额顶带后 1/3、顶颞前斜带上 1/3 或顶颞后斜带上 1/3（对侧）。

背部：膀胱经——双侧心俞。

上肢：肺经——双侧太渊。

下肢：膀胱经——患侧承山至委中。

胆经——患侧外丘至阳陵泉。

胃经——患侧足三里。

阿是穴——自下而上补刮静脉曲张处局部皮肤。

小提示：

（1）避免长期站或坐，应常让脚做抬高、放下运动，或可能的话小走一番。

（2）应养成每日穿弹力袜运动腿部一小时的习惯，如散步、快走、跑步，脚踏车或跑步机等。

（3）应养成一日数次躺下将腿抬高高过心脏的姿势，如此可促进腿部静脉循环。

13．皮肤瘙痒症

皮肤瘙痒症是指无原发皮疹，但有瘙痒的一种皮肤病，中医称之为风瘙痒，属于神经性皮肤病，是一种皮肤神经官能症疾患，表现为只有皮肤瘙痒而无原发性皮肤损害，夜间尤甚，难以遏止。常因极度瘙痒而连续强烈搔抓，致皮肤残破造成血痂、渗液、色素沉着、皮肤增厚等。

【刮痧治疗】

头部：全息穴区——额旁一带（双侧）、额顶带后 1/3、顶颞后斜带（对侧）。

胆经——双侧风池。

背部：督脉——大椎至身柱。

上肢：大肠经——双侧曲池至手三里。

奇穴——双侧治痒穴。

下肢：脾经——双侧漏谷至商丘。

【药物辅助治疗参考】

（1）炉甘石、滑石、朱砂、冰片适量，研末混匀，涂敷患处。

（2）百部、苦参、白鲜皮、冰片适度，酒浸涂患处，适用于不合并痤疮的患者。

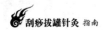

14. 疲劳综合征

疲劳综合征是指饮食不调、睡眠不足、体力消耗过多、身体长期劳累、烦躁、抑郁、心理压力过大引发的身心疲惫症状，是一种无器质性病变的亚健康状态。

【刮痧治疗】

头部：以头顶（百会穴）为中心，分别向前（至前额）、后（至天柱穴）、左、右刮拭（分别至太阳、风池穴）。

肩部：双侧肩周部（从上向下至肩井穴）。

背部：胸椎、腰椎及两侧（督脉、膀胱经）。

足部：足跗外侧（膀胱经：京骨穴）。

小提示：

> 疲劳综合征患者要善于劳逸结合。学会调节生活，短期旅游、游览名胜；爬山远眺、开阔视野；呼吸新鲜空气，增加精神活力；忙里偷闲地听听音乐、跳跳舞、唱唱歌，都是消除疲劳，让紧张的神经得到松弛的有效方法，也是防止疲劳综合征的精神良药。

皮肤科疾病

1. 疔、疖、痈、疽

疔、疖、痈、疽是急性化脓性疾病，其特征是病变局部皮肤红肿、疼痛、皮肤灼热，严重者伴全身发热。因其发生部位不同，又有不同名称，但皆可照此刮痧治疗。

疔：其形小、根深、坚硬如钉子状；患处皮肤麻木或痒痛并伴有寒热交作。多因饮食不节、外感风邪火毒及四时不正之气而发。发病较急，变化迅速，初起如栗，坚硬根深，继则焮红发热，肿势渐增，疼痛剧烈，待脓溃疔根出，则肿消痛止而愈，治疗宜清热解毒。

疖：即毛囊和皮脂腺的急性炎症。由内蕴热毒或外触暑热而发，疖长于肌表，肿势局限，形小、色红、热痛、根浅，出脓即愈，治宜清热解毒。

痈：疮面浅，红肿而高大，有肿胀、焮热、光泽无头、疼痛及成脓等症。多由外感六淫、外伤感染等导致营卫不和、邪热壅聚、气血凝滞而成，痈分为内痈、外痈两类。

疽：漫肿而皮色不变，疮面较深，是由于气血为邪毒所阻滞，发于肌肉、筋骨间的疮肿，分为有头疽和无头疽两类。

【刮痧治疗】

头部：全息穴区——额旁一带（双侧）、额旁二带（左侧）。

　　　督脉——百会。

背部：督脉——身柱至灵台。膀胱经——双侧心俞至膈俞。

上肢：心包经——双侧郄门至内关。

下肢：膀胱经——双侧委中。

　　　阿是穴——沿患部周围呈放射状刮拭。

【药物辅助治疗参考】

（1）牛黄解毒丸。

（2）初期，可选金黄膏、紫金锭等外敷；中期，用九一丹放于疮顶，再用金黄膏外敷；后期，用生肌散盖贴。

2. 丹毒

本病常有畏寒、发热和全身不适等症状，发热可持续至局部病变消退时。病变局部皮肤色红，边缘明显，表面光滑发亮、水肿，略高出皮面，触之坚实，如有大疮发生，则压痛明显。反复发作者可产生局部象皮肿。尤以小腿多见，也可见于面部。

【刮痧治疗】

头部：全息穴区——额旁一带（右侧）、额旁二带（左侧）、额顶带后1/3。

背部：督脉——大椎至身柱。

上肢：大肠经——双侧曲池、合谷。

下肢：脾经——患侧血海、阴陵泉。

　　　膀胱经——患侧委阳、委中。

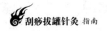

【药物辅助治疗参考】

冰片酒渍，外涂患处，不拘时。

3．带状疱疹

本病多发于春秋季节。发疹前常有发热、倦怠、食欲不振等轻重不等的前期症状，局部皮肤灼热，感觉过敏和疼痛，继则皮肤潮红，在红斑上出现簇集性粟粒大小丘疹，迅速变为小疱，疱膜紧张发亮，中心凹陷，呈脐窝状，不相融合，一般数日后干燥结痂，不留斑痕，仅有暂时性色素沉着，附近往往有淋巴结肿大，好发于腰部，中医称"缠腰龙"。

【刮痧治疗】

头部：全息穴区——额旁二带（左侧）、顶颞后斜带中 1/3（对侧）。奇穴——太阳。

背部：夹脊——疱疹所在部位相对应的一侧夹脊穴。

上肢：大肠经——患侧曲池、合谷至二间。

下肢：胆经——患侧阳陵泉至外丘。

【药物辅助治疗参考】

（1）口服维生素 B_1。

（2）达克宁油膏涂患处。

（3）口服龙胆泻肝丸。

4．湿疹

急性湿疹属变态反应性皮肤病。初起时可局限于某部位，很快发展为对称性，甚至泛发全身。皮肤损害为多形性、有红斑、丘疹、水疱等。常集簇成片状，边缘不清，由于搔抓可引起糜烂、渗液、结痂等继发性损害，剧痒。迁延不愈可转变为亚急性和慢性湿疹，此时皮疹渗出液减少，患处皮肤出现浸润肥厚，易反复发作。

【刮痧治疗】

头颈部：全息穴区——额旁一带（双侧）、额旁二带（右侧）。

督脉——风府至陶道。

背部：膀胱经——双侧肺俞至心俞，肝俞至脾俞。

上肢：大肠经——双侧曲池至手三里。

下肢：脾经——双侧阴陵泉至三阴交。

【药物辅助治疗参考】

（1）蒲公英、甘草各 50 克水煎放凉，用 5~6 层纱布浸水敷患处，每次 10~15 分钟，每日 2~10 次。

（2）10% 水杨酸软膏，加适量炉甘石、樟丹、冰片研末混匀外涂患处。

5．扁平疣

扁平疣大多突然出现，为芝麻或粟米大，扁平，稍高起皮面的小疣，表面光滑，呈浅褐色或正常肤色，小圆形、椭圆形或多边形，边界清楚，多数密集。用手抠掉可扩散分布排列成条状。偶有微痒，好发于颜面、手背及前臂处。

【刮痧治疗】

头部：全息穴区——额旁一带（双侧）、额旁二带（左侧）。

胆经——双侧风池。

背部：督脉——大椎至陶道。

上肢：大肠经——双侧曲池至手三里。

下肢：胆经——双侧中渎、阳陵泉。

胃经——双侧丰隆。

【药物辅助治疗参考】

薏苡仁 50 克煮粥，每日服 1 次，亦可薏苡仁水煎外洗患部。

6．牛皮癣

牛皮癣是一种皮肤红斑上反复出现多层银白色干燥鳞屑的慢性复发性皮肤病，病因不明。初起为大小不等的红色丘疹或斑片，以后渐大，部分相互融合，形状不一，界限明显。红斑上覆以多层银白色鳞屑，有不同程度的瘙痒，将鳞屑刮去后有发亮薄膜，再刮去薄膜，即有点状出血。牛皮癣和神经性皮炎可照此刮痧治疗。

【刮痧治疗】

头部：全息穴区——额旁二带（左侧）、额顶带后 1/3、顶颞后斜带（对侧）。胆经——双侧风池。

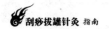

背部：督脉——大椎至陶道。

上肢：肺经——双侧列缺至太渊。

下肢：脾经——双侧血海、三阴交。

阿是穴——直接刮拭皮肤病损处。

【药物辅助治疗参考】

（1）口服复合维生素B片。

（2）氟氢松软膏，涂患处。

7. 荨麻疹

本病是指皮肤常突然发生局限性红色或苍白色大小不等的风团，边界清楚，形态不一，可为圆形或不规则形，随搔抓而增多、增大，常觉灼热、剧痒。皮损大多持续半小时至数小时自然消退，消退后不留痕迹。除皮肤外，亦可发于胃肠，可有恶心呕吐，腹痛、腹泻，发于喉头黏膜则呼吸困难、胸闷，甚则窒息而危及生命。风疹可照此刮痧治疗。

【刮痧治疗】

头部：全息穴区——额旁一带（双侧）、顶颞后斜带（双侧）。

胆经——双侧风池。

背部：膀胱经——双侧膈俞至肝俞、大肠俞。

上肢：大肠经——双侧曲池至手三里。

奇穴——双侧治痒穴。

下肢：脾经——双侧血海、三阴交。

【药物辅助治疗参考】

（1）口服维生素B_1、克感敏、扑尔敏、防风通圣丸。

（2）荆芥45克，防风45克，白菊花45克，开水冲泡，外洗，不拘时。

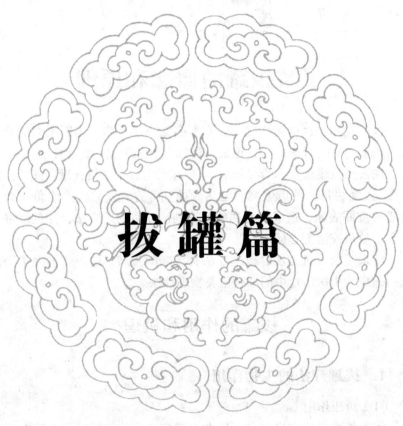

拔罐篇

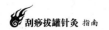
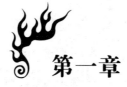

第一章

了解拔罐的概念和原理

拔罐是祖国医学遗产之一，东晋名医葛洪、隋唐名医王焘的著作都有记载。它与针灸一样，也是一种拥有悠久历史的物理疗法。

在古代拔罐法被称为"角法"，现在通常称为"拔火罐"或"拔罐子"。拔罐法是一种借燃烧、温热或抽气等方式使罐内产生负压而直接吸着皮肤表面，造成瘀血现象而达到治疗目的的方法，并且经常与针灸、放血疗法配合使用。

后来不断改进方法，拔罐疗法有了新的发展，进一步扩大了治疗范围，成为中医治疗中的一种重要物理疗法。

拔罐的作用和机理

1. 拔罐疗法的生物作用

（1）负压作用

国内外学者研究发现，人体在火罐负压吸拔的时候，皮肤表面有大量气泡溢出，从而加强局部组织的气体交换。通过检查，也观察到，负压使局部的毛细血管通透性发生变化，毛细血管破裂，少量血液进入组织间隙，从而产生瘀血，红细胞受到破坏，血红蛋白释出，出现自身溶血现象。在机体自我调整中产生行气活血、舒筋活络、消肿止痛、祛风除湿等功效，是一种良性刺激，能促使机体恢复正常功能。

（2）温热作用

拔罐法对局部皮肤有温热刺激作用，以大火罐、水罐、药罐最明显。温热刺激能使血管扩张，促进局部血液循环，改善充血状态，加强新陈代谢，使体内的废物、毒素加速排出，改变局部组织的营养状态，增强血管壁通透性，增强白细胞和网状细胞的吞噬活力，增强局部肌肤的耐受性和机体的抵抗力，起到温经散寒、清热解毒等作用，从而达到祛病保健的目的。

（3）调节作用

拔罐法的调节作用是建立在负压或温热作用的基础之上的，首先是对神经系统的调节作用，由于自身溶血等给予机体一系列良性刺激，作用于神经系统末梢感受器，经向心传导，到达大脑皮层；加之拔罐法对局部皮肤的温热刺激，通过皮肤感受器和血管感受器的反射途径传到中枢神经系统，从而发生反射性兴奋，借以调节大脑皮层的兴奋与抑制过程，使之趋于平衡，并加强大脑皮层对身体各部分的调节功能，使患部皮肤附近的组织代谢旺盛，吞噬作用增强，促使机体恢复功能，阴阳失衡得以调整，使疾病逐渐痊愈。

其次是调节微循环，提高新陈代谢。微循环的主要功能是进行血液与组织间物质的交换，其功能的调节在生理、病理方面都有重要意义，且能使淋巴循环加强，淋巴细胞的吞噬能力活跃。此外，由于拔罐后自身溶血现象，随即产生一种类组织胺的物质，随体液周流全身，刺激各个器官，增强其功能活力，有助于机体功能的恢复。

2. 拔罐疗法的机械作用

拔罐疗法是一种中医外治法，也是一种刺激疗法。拔罐时通过罐内的负压，使局部组织充血、水肿，产生刺激作用和生物学作用。负压也可使局部毛细血管破裂而产生组织瘀血、放血，发生溶血现象，红细胞的破坏，血红蛋白的释放，使机体产生了良性刺激作用。拔罐疗法通过排气造成罐内负压，罐缘得以紧紧附着于皮肤表面，牵拉了神经、肌肉、血管以及皮下的腺体，可引起一系列神经内分泌反应，调节血管舒缩功能和血管的通透性，从而改善局部血液循环，给机体造成良性刺激，增强各器官的功能活力，有助于人体机能的恢复。

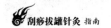

机械作用还能使表皮角化层断裂，细胞由复层变为单层，各级血管扩张，从而提高皮肤渗透作用，有利于局部用药的吸收。拔罐的引流作用还能刺激局部皮脂分解，促进脂肪酸形成，有助于局部皮肤自洁、抗感染。皮肤生发层受到刺激后，角质形成细胞增生，毛囊细胞向棘细胞推移，有助于伤口愈合，减轻疤痕。

拔罐疗法的治病机理

在火罐共性的基础上，不同的拔罐法各有其特殊的作用。如走罐与按摩疗法、保健刮痧疗法具有相似的效应，可以改善皮肤的呼吸和营养，有利于汗腺和皮脂腺的分泌，可增强关节、肌腱弹性和活动性，促进周围血液循环；可增加肌肉的血流量，增强肌肉的收缩能力和耐力，防止肌萎缩；并可加深呼吸，增强胃肠蠕动，兴奋并支配腹内器官的神经，增进胃肠等脏器的内分泌功能；可加速静脉血管中血液回流，降低大循环阻力，减轻心脏负担，调整肌肉与内脏血液流量及贮备的分布状况。缓慢而轻的手法对神经系统具有镇静作用，急速而重的手法对神经系统具有兴奋作用。

循经走罐还能改善各经功能，有利于经络整体功能的调整。再如药罐法，在罐内负压和温热作用下，皮肤局部毛孔、汗腺开放，毛细血管扩张，血液循环加快，药物可更多地被直接吸收，根据用药不同，发挥的药效各异。如对于皮肤病，其药罐法的局部治疗作用就更为明显。水罐法以温经散寒为主；刺络拔罐法以逐瘀化滞、解闭通结为主；针罐结合则因选用的针法不同，可产生多种保健祛疾效应。

（一）疏通经络、行气活血

人体的经络内属于脏腑，外络于肢体，纵横交错，遍布全身，将人体内外、脏腑、肢节联络成为一个有机的整体，具有运行气血、沟通机体表里、上下和调节脏腑组织活动的作用。通过罐体边缘的按压及负压的吮吸，刮熨皮肤，牵拉、挤压浅层肌肉，刺激经络、穴位，循经传感，由此及彼，由表及里，以达到通其经脉、调整气血、平衡阴阳、祛病健身的目的。

（二）双向调节、异病同治

拔罐疗法具有双向调节作用和独特的功效，在取穴、操作等不变的情况下，可以治疗多种疾病。如大椎穴刺血拔罐法，既可治疗风寒感冒，又可治疗风热感冒，还可用于内伤发热；既可治疗高血压、头痛等内科疾病，又可治疗顽固性荨麻疹、痤疮等皮肤科疾病。许多临床研究都证明，拔罐的双向调节作用与疾病的好转是一致的。

拔罐的方法与过程

（一）准备

（1）仔细检查病人，以确定病证，以及有无禁忌，根据病情，确定疗法。

（2）检查应用的药品、器材是否齐备，然后——擦净，按次序放置好。

（3）对患者说明治疗过程，解除其恐惧心理，增强其治疗信心。

（二）患者体位

病人的体位正确与否，关系着拔罐的效果。正确体位应使病人感到舒适，肌肉能够放松，施罐部位可以充分暴露。一般采用的体位有以下几种：

仰卧位：患者自然平躺于床上，双上肢平摆于身体两侧。此位有利于拔治胸、腹，双侧上肢、双下肢前侧及头面部和胁肋部等处。

俯卧位：患者俯卧于床上，两臂顺平摆于身体两侧，颌下垫一薄枕。此体位有利于拔治背部、腰部、臀部、双下肢后侧、颈部等处。

侧卧位：患者侧卧于床上，同侧的下肢屈曲，对侧的腿自然伸直（如取左侧卧位，则左侧腿屈曲、右侧腿自然伸直），双上肢屈曲放于身体的前侧，此位有利于拔治肩、臂、下肢外侧等处。

坐姿位：患者倒骑于带靠背椅子上，双上肢自然重叠，抱于椅背上。此位有利于拔治颈、肩、背、双上肢和双下肢等处。

（三）选罐

根据拔治部位的面积大小、患者体质强弱、病情而选，用大小适宜的火罐或竹罐及其他罐具等。

（四）擦洗消毒

在选定的治疗部位上，先用毛巾浸开水洗净，再以干纱布擦干，

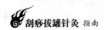

为防止发生烫伤，一般不用酒精或碘酒消毒。如因治疗需要，必须在有毛发的地方或毛发附近拔罐时，为防止引火烧伤皮肤或造成感染，应先行剃去毛发。

（五）温罐

冬季或深秋、初春、天气寒冷时，拔罐前为避免患者有寒冷感，可预先将罐放在火上燎烤。温罐时要注意只烤烘底部，不可烤其口部，以防过热造成烫伤。温罐时间，以罐子不凉，或与皮肤温度相当，或稍高于体温为宜。

（六）施治

首先将选定的部位暴露出来，施术者靠近患者身边，顺手（或左手或右手）执罐按不同方法扣上。一般有两种排序：

（1）密排法：罐与罐之间的距离不超过1寸。用于身体强壮且有疼痛症状者。有镇静、止痛消炎之功，又称"强刺激法"。

（2）疏排法：罐与罐之间的距离相隔1~2寸。用于身体衰弱、肢体麻木、酸软无力者，又称"弱刺激法"。

（七）询问

火罐拔上后，应不断询问患者有何感觉（如用玻璃罐，还要观察罐内皮肤反应情况），如果罐吸力过大，产生疼痛即应放入少量空气。方法是用左手握住罐体稍倾斜，以右手指按压对侧的皮肤，使之形成一微小的空隙，让空气徐徐进入，至一定程度时停止放气，重新扣好。拔罐后病人如感到吸着无力，可取下来再拔一次。

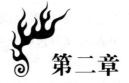

第二章

常见疾病的拔罐疗法

一些常见的疾病时常困扰着人们，如内科有感冒、慢性支气管炎等，皮肤科有湿疹、风疹等；通过拔罐，可以有效地缓解病痛，并起到防治结合的作用。

内科疾病

1. 感冒

感冒是由病毒引起的常见呼吸道传染病，俗称"伤风"，一年四季均可发生。几乎每个人都有过感冒经历。中医将其分为风寒感冒、风热感冒和暑湿感冒 3 种。

【表现】

主要表现为鼻子不通气、流清鼻涕、打喷嚏、咽部发干并伴有痒的感觉等，经常伴随有声音嘶哑、咳嗽、胸闷、头痛、全身酸痛、没有力气、感觉疲劳、食欲不振等。一般有轻度发热，也可能不发热。

【治疗方法】

取穴：大椎、身柱、大杼、风门、肺俞穴。

操作：采用留罐法。患者取坐位或俯卧位，将火罐吸拔在上述穴位，留罐 10~15 分钟。本法适用于风寒感冒，表现为恶寒重，发热

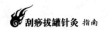
轻，无汗，头痛，关节酸痛，鼻塞，流清鼻涕，喉痒，咳嗽，痰稀白，喜热饮，舌苔薄白。

2. 慢性支气管炎

慢性支气管炎是指气管、支气管黏膜及其周围组织的慢性炎症，在北方地区是一种常见病。患者表现为长期咳嗽、咳痰，每年至少发病3个月，连续2年以上。本病多发生于抵抗力较差及过敏体质人群，老年人防御疾病的功能减退，因此患病率也较高。此外，长期吸烟、病毒和细菌感染、烟雾、粉尘、大气污染、气温突然转变等因素都可引发本病。

【表现】

主要表现为反复发作的咳嗽、咳痰，痰呈白色泡沫状，尤其是早晨起床时较为严重。并发细菌感染后，痰液转为黄色或黄绿色脓样，数量增多，有时痰中可带血丝，喘息型可伴有哮喘。

【治疗方法】

治法一

取穴：膏肓、肺俞、风市、脾俞穴。

操作：采用留罐法。患者取俯卧位或坐位，用闪火法将火罐吸拔在穴位上，至皮肤充血发红为度，每日2~3次。

治法二

取穴：大椎、肺俞、膈俞、膏肓穴。

操作：采用留罐法。患者取俯卧位或坐位，用闪火法将火罐吸拔在穴位上，至皮肤充血发红为度，隔日1次，5~7次为一个疗程。

治法三

取穴：中府、天突、膻中、气海、足三里、大椎、肺俞、脾俞、肾俞穴。

操作：采用留罐法。患者先取仰卧位，在身体前侧的穴位上拔罐，留罐15分钟，起罐后，患者改俯卧位，在背部穴位上拔罐，留罐15分钟；也可以采用针罐法或刺络拔罐法。每日1次，10日一个疗程，休息5日，再进行下一个疗程。

治法四

取穴：肺俞、风门、膏肓穴。

操作：采用药罐法。取白芥子2克，延胡索2克，生甘遂1克，生川乌2克，将上述药物研成细粉，加蜂蜜、姜汁调成糊状，装瓶备用。拔罐时，患者取俯卧位，将药糊涂在穴位上，用直径约5厘米的真空抽气罐拔在穴位上，以病人能耐受为度，留罐25分钟。每年3次，头伏、中伏、末伏的第一日各1次，3个伏天为一个疗程。

治法五

取穴：肺俞（双）、心俞（双）、膈俞（双）、天突、膻中、神阙穴。

配穴：哮喘者（表现为哮喘）加大椎、定喘穴；脾虚者（表现为神疲乏力、食欲不振、大便稀薄）加脾俞、足三里、丰隆穴；肾虚者（表现为酸膝酸软、倦怠乏力）加肾俞、膏肓穴。

操作：采用拔罐后贴药法。取白芥子、细辛、甘遂、吴茱萸、苍术、青木香、川芎、雄黄、丁香、肉桂、皂角各等份，红参1/10份，每10克用海马1只，研成细末，使用前加适量麝香、冰片密封保存。每次选3~4个穴位，先用闪火法拔罐，起罐后，将药粉用鲜姜汁调成糊状，做成直径为1厘米的圆饼，贴在穴位上，用胶布固定，20小时后取下。如果感觉皮肤瘙痒剧烈，可以在3小时后取下。

小提示：

（1）慢性支气管炎患者应戒烟，不要接触粉尘、烟雾和刺激性气体。

（2）平时加强身体锻炼，增强体质，并注意气候变化，冬季和初春注意胸背部保暖，以避免感冒。

（3）患病期间饮食应清淡，尽量不要吃生冷、油腻及刺激性食物，不要喝酒。

3. 心脏神经官能症

心脏神经官能症是神经官能症的一个特殊类型，是由于高级神经中枢功能失调产生的一种以心血管症状为突出表现的功能性疾患，而体检时心脏并没有器质性病变，体质、遗传、精神因素、使用兴奋剂以及过

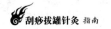

度疲劳等因素都与本病有关，多见于青壮年，患者以女性居多。

【表现】

临床表现多种多样，常见的症状为病人于轻微劳动或精神紧张波动之后感到心悸、胸闷、气短、呼吸困难、心前区疼痛、头痛、头晕、耳鸣、失眠、多梦、全身无力等，有些人伴有恶心、呕吐、食欲不振、出汗等现象。这些症状的出现与心脏病的症状有所不同，本病的疼痛主要是在心前区，表现为刺痛或灼痛，经休息后不能缓解；心悸常在安静时发生，与心脏病的运动后发生不同；患者多数精神状态不是很好，常表现出焦虑、紧张等。这些症状时轻时重，变化较大，没有一定的规律。

【治疗方法】

取穴：厥阴俞、心俞、膈俞、脾俞、胃俞、三焦俞、肾俞等。

操作：采用留罐法。以闪火法将中号玻璃火罐吸拔在穴区上，留罐至局部发热潮红为止；也可以采用走罐法，沿脊柱两侧往返移动，每日1次，10次为一个疗程。

小提示：

（1）如发现有本病的症状，应首先到医院进行检查，以排除心脏病。

（2）患者平时应注意休息，不要过于劳累。

（3）保持心境平和，避免紧张、焦虑、忧郁、烦躁等不良情绪。

4. 高血压

高血压是以体循环动脉血压增高为主要特征的全身性慢性疾病。成年人在非同一日连续测量血压3次以上，结果均高于140/90mmHg（18.72/12.3kPa）者就可诊断为高血压，分为原发性高血压和继发性高血压两种。原发性高血压是指查不到病因的高血压，绝大多数高血压患者均为此种类型；继发性高血压是由已知其他疾病引起的，又称症状性高血压。本病患病率较高，且易引起心、脑、肾的并发症。

【表现】

早期可无症状，也可有头晕、头痛、头胀、眼花、耳鸣、烦躁、乏力、心悸、失眠、健忘、易疲劳、注意力不集中及四肢麻木等症状，部分病人可有鼻出血及眼结膜下出血等症状。后期随着病程进展，血压持续增高，可引起心、脑、肾等器官的损害，并出现相应的症状。导致心脏病变者可出现心慌、心前区不适、疼痛等；导致脑部病变者可出现头痛、眩晕、呕吐、失语、抽搐及昏迷等症状；导致肾脏病变者可出现多尿、夜尿多，甚至发展为肾衰竭。

【治疗方法】

治法一

取穴：大椎、灵台、心俞、肝俞、脾俞、肾俞穴。

操作：采用留罐法，以闪火法将大小适宜的罐吸拔在穴区上，留罐 15 分钟，每日 1 次。

治法二

取穴：肝阳上亢者（表现为头痛，头胀，眩晕，耳鸣，面色潮红，烦躁，易怒，便秘，口干，舌红苔黄）取太阳、肝俞穴；肾精不足者（表现为头痛，眩晕，耳鸣，失眠，腰膝酸软，神疲乏力）取脾俞、肾俞穴；气血不足者（表现为头痛，头晕，倦怠乏力，心悸，面色无华）取气海、心俞、脾俞穴；痰浊中阻者（表现为头昏，胸闷，形体肥胖，嗜睡）取肺俞、脾俞穴。

操作：采用留罐法，用闪火法将大小适宜的火罐吸拔在所选的穴位上，留罐 3~5 分钟，每日 1 次，7 次为一个疗程。

治法三

取穴：太阳、风池、大椎、肝俞、肾俞、心俞、膈俞、脾俞、胃俞、丰隆、足三里、血海、三阴交、曲泽、曲池、委中穴。

操作：每次选 4~6 个穴位，采用留罐法，将大小适宜的火罐吸拔在所选穴位上，至皮肤发红为度；也可采用刺络拔罐法。每日 1 次，10 次为一个疗程。

治法四

取穴：足太阳膀胱经的大杼至膀胱俞。

操作：采用走罐法，患者取俯卧位，在背部涂上适量的润滑油，

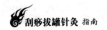

用闪火法将适当大小的火罐吸拔在背部，并沿着膀胱经的大杼至膀胱俞来回推动，至皮肤变红瘀血为度，起罐后擦净皮肤上的油迹。每周1~2次，6次为一个疗程。

治法五

取穴：陶道穴。

操作：采用刺络拔罐法。对局部进行常规消毒后，用消毒的三棱针点刺3~5下，以有少量出血为度，然后用闪火法将一个玻璃火罐吸拔在穴区上，留罐5~10分钟，拔出血液5~10毫升为宜，起罐后用消毒干棉球擦净血迹。每次治疗时可以在原针处偏上或偏下处进行，但不宜在原针眼上重复。每周治疗1次，5次为一个疗程。一个疗程无效者，改用其他方法治疗。本法适用于肝阳上亢型，表现为头痛，头胀，眩晕，耳鸣，面色潮红，烦躁，易怒，便秘，口干，舌红苔黄。

治法六

取穴：大椎穴。

操作：采用刺络拔罐法。对局部进行常规消毒后，用消毒的三棱针点刺出血，再用闪火法将罐吸拔在穴区上，留罐5~l0分钟，起罐后擦净血迹，隔日1次。

治法七

取穴：一组大椎、肝俞、肾俞穴，二组督俞、脾俞、肾俞穴。

操作：以上两组穴位交替使用，采用刺络拔罐法。对局部进行常规消毒后，用消毒的三棱针点刺出血，然后用闪火法将玻璃火罐吸拔在点刺的穴位上，留罐10~15分钟，起罐后擦净血迹，用消毒纱布覆盖，胶布固定。隔日1次，5次为一个疗程，一般治疗两个疗程。本法适用于肝肾阴虚型，表现为眩晕，耳鸣，五心烦热，心悸失眠，腰膝酸软，遗精，舌红苔薄。

治法八

取穴：肝俞、筋缩穴。

操作：采用刺络拔罐法。对局部进行常规消毒后，用梅花针中强度叩击出血，用闪火法将玻璃罐吸拔在穴位上，留罐10~15分钟，以出血量2~5毫升为宜，隔日1次。

5. 慢性胃炎

慢性胃炎是由各种不同原因引起的胃黏膜慢性炎性病变，临床上主要分为两大类：浅表性胃炎和萎缩性胃炎。

【表现】

本病没有特异性临床症状，一般只表现为长期中上腹部饱胀、钝痛、嗳气，可有食欲不振、反酸、食后饱胀或疼痛加重等症状，严重者可伴有恶心、呕吐、消瘦等。

【治疗方法】

治法一

取穴：肝俞、脾俞、上脘穴，膈俞、胃俞、中脘穴。

操作：每次选一组穴位，两组交替使用，采用留罐法。用闪火法将火罐吸拔在穴位上，至皮肤发红为度，先拔背部，后拔腹部，每日或隔日1次。本法适用于脾胃虚弱型，表现为胃脘隐痛或食后饱胀，嗳气，舌淡，苔白。

治法二

取穴：脾俞、胃俞、中脘、足三里穴。

操作：采用留罐法。患者先取俯卧位，用闪火法将大小适中的火罐吸拔在脾俞、胃俞穴上，留罐10~15分钟；起罐后，再取仰卧位，将火罐吸拔在中脘、足三里穴上，留罐10~15分钟，每日1次，10次为一个疗程。本法适用于脾胃虚寒型，表现为胃脘隐痛，喜温喜按，吐清水，神疲乏力，手足不温，大便溏薄，舌淡，苔薄白。

治法三

取穴：脾俞、胃俞、中脘、肝俞、胆俞、期门、足三里穴。

操作：采用留罐法。用闪火法将大小适中的火罐吸拔在穴位上，留罐10~15分钟，每日1次，10次为一个疗程。本法适用于肝胃不和型，表现为胃脘胀痛连及两胁，胸闷，嗳气，情志不畅时加重，舌苔薄白。

治法四

取穴：脾俞、胃俞、三焦俞、肾俞、气海俞、关元俞、天枢、足三里、梁丘、中脘穴。

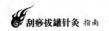

操作：每次选 2~4 对穴位，采用留罐法。用闪火法将小号玻璃火罐吸拔在穴位上，留罐 20 分钟，每日 1 次，10 次为一个疗程，休息 1 周后，进行第二个疗程。

治法五

取穴：胆俞、肝俞、脾俞、膈俞、三焦俞、内关、足三里穴。

操作：采用留罐法，将火罐吸拔在穴位上，留罐 10 分钟，隔日 1 次，5 次为一个疗程。

治法六

取穴：背部膀胱经大杼至大肠俞穴。

操作：采用走罐法，在局部涂上液体石蜡或按摩乳，用闪火法将玻璃火罐吸拔在背部，沿膀胱经来回走罐，至皮肤出现潮红且隐见出血点后，再将火罐吸拔在脾俞、胃俞、肝俞处，留罐约 10 分钟左右。

治法七

取穴：中脘、足三里穴，胃俞、三阴交穴。

操作：每次取一组穴位，两组交替使用，采用药罐法。取曼陀罗 60 克，延胡索 45 克，桂枝 50 克，高良姜 45 克，加水浸泡后煎煮，过滤制成 50% 灭菌水溶液 40 毫升备用，用时将药液加温至 45℃ 左右，将抽气罐紧扣在中脘穴上，用注射器吸取药液 20~40 毫升注于罐内，将橡皮帽覆盖在排气孔上，用注射吸引器抽出罐内空气，形成负压，将罐吸拔在中脘穴上，同时针刺足三里，留针 30 分钟，30 分钟后起罐，吸走药液，同时起针。次日取胃俞穴拔药罐，针刺三阴交穴，如此循环往复，10 次为一个疗程。休息 5~7 日后，进行第二个疗程。

治法八

取穴：大椎、脾俞、胃俞穴，身柱、胃俞、中脘穴。

操作：每次选一组穴位，两组交替使用，采用刺络拔罐法，对局部进行常规消毒后，用消毒的三棱针点刺，用闪火罐法将罐吸拔在穴位上，留罐 10 分钟，隔日 1 次。

小提示：

（1）本病患者应养成良好的饮食习惯，做到定时定量进食，细嚼慢咽，不要暴饮暴食，不要吃刺激性的食物，戒烟酒。

（2）做到生活有规律，保持心情舒畅。

（3）平时进行适当的体育锻炼，以增强体质，提高机体免疫功能。

6. 腹泻

凡大便次数增多，粪便稀薄或含有黏液、脓血者称为腹泻，可分为慢性腹泻与急性腹泻，一年四季均可发病，可发于任何年龄。

【表现】

大便次数增多，粪便稀薄或如水样，可含有黏液或脓血。根据病因不同，可有不同的表现，如发热、腹痛、呕吐、乏力、脱水等。

【治疗方法】

治法一

取穴：脐窝处（相当于以神阙穴为中心，包括两侧天枢穴的部位）。

操作：采用留罐法。患者取仰卧位，用口径为6厘米的中型火罐在肚脐窝处拔罐，一般隔1~4日1次，往往1~3次即可减轻或者痊愈。本法适用于大便溏薄、次数多，或为清冷的灰白色稀便，或为完谷不化的稀便。

治法二

取穴：下脘、大横、气海、足三里穴。

操作：采用留罐法，每日1~2次。

治法三

取穴：脾俞、胃俞、大肠俞、中脘、足三里穴。

操作：采用留罐法。患者取坐位，用闪火法将中号玻璃罐吸拔在穴位上，留罐5~10分钟，每日1次。本法适用于脾虚型，表现为大便时溏时泻，进食油腻后加重，腹胀，食欲不振，乏力，面色萎黄，舌淡苔白。

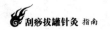

治法四

取穴：中脘、气海、肝俞、脾俞、大肠俞穴。

操作：采用留罐法。患者取坐位，选用大小适宜的火罐吸拔在穴位上，留罐10分钟。本法适用于寒性泄泻，表现为腹泻，大便清稀，腹痛，肠鸣，舌苔白腻；也适用于食滞泄泻，表现为腹痛，肠鸣，大便中有未消化的食物，脘腹痞满，嗳气有腐臭味。

治法五

取穴：大肠俞、足三里穴，三焦俞、天枢、气海穴。

操作：每次任选一组穴位，采用留罐法。将大小适宜的火罐吸拔在穴位上，留罐15~20分钟，每日或隔日1次，5次为一个疗程。

治法六

取穴：天枢、关元、足三里、上巨虚穴，大肠俞、小肠俞、足三里、下巨虚穴。

操作：每次选一组穴位，两组交替使用，采用留罐法，每日或隔日1次。本法适用于脾胃虚寒型，表现为大便溏薄，脘腹胀闷，食欲不振，倦怠乏力，面色萎黄，舌淡苔白。

治法七

取穴：脊柱两侧膀胱经腧穴。

操作：采用走罐法。患者取俯卧位，在背腰部涂上适量的润滑油，将中号火罐吸拔在背部，沿经上下推动3次，至皮肤潮红即可，每日1次，10日为一个疗程。

治法八

取穴：大椎、脾俞、大肠俞穴，身柱、三焦俞、肾俞穴。

操作：每次选一组穴位，两组交替使用，采用刺络拔罐法。对局部进行常规消毒后，用消毒的三棱针点刺出血，用闪火法将火罐吸拔在穴位上，留罐10~15分钟，起罐后擦净血迹。隔日1次，6日为一个疗程，治疗1~2个疗程。本法适用于湿热型，表现为腹痛，腹泻，泻下急迫或泻而不爽，粪便有脓血黏液，烦热，口渴，舌苔黄腻。

治法九

取穴：身柱、三焦俞、肾俞穴，天枢、下脘、关元穴。

操作：每次选一组穴位，两组交替使用，采用刺络拔罐法。

对局部进行常规消毒后，用消毒的三棱针点刺出血，用闪火法将火罐吸拔在穴位上，留罐10~15分钟，起罐后擦净血迹。隔日1次，6日为一个疗程，治疗1~2个疗程。本法适用于脾肾阳虚型，表现为肠鸣，多在黎明前腹泻，形寒肢冷，乏力，腰膝酸软，舌淡苔白。

小提示：

（1）本病患者应以流食或半流食为主，忌食生冷、油腻及刺激性食物。

（2）平时应注意饮食卫生，不吃不干净的食物，忌暴饮暴食。

（3）急性腹泻应该禁食6~12小时，多喝淡盐水。

（4）对于因为腹泻而导致严重脱水的患者应立即送医院治疗。

7. 便秘

便秘是指大便秘结不通，排便间隔时间延长，或虽有便意，但排便不畅，可见于多种急慢性疾病。便秘的原因十分复杂，有排便动力缺乏、不合理的饮食习惯、不良排便习惯、体质因素、自主神经系统功能紊乱、医源性因素等。常见的有习惯性便秘、老年性便秘等。

【表现】

排便次数减少，3~4天1次，甚至1周1次，粪便坚硬干燥，排便时可引起肛门疼痛、肛裂。还可伴有腹痛、肠鸣、反胃、恶心、嗳气、食欲不振、心悸、乏力、烦躁易怒等症状。

【治疗方法】

治法一

取穴：天枢、大横、脾俞、胃俞、大肠俞、小肠俞穴。

操作：采用留罐法，用闪火法将火罐吸拔在穴位上，留罐10~15分钟，隔日1次，10次为一个疗程。

治法二

取穴：气海、关元、肾俞、左水道穴。

操作：采用留罐法。患者取坐位，用闪火法将中号玻璃火罐吸拔在穴位上，留罐15~20分钟，每日1次。本法适用于寒秘，表现为大

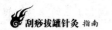

便艰涩，腹中冷痛，四肢不温，面色㿠白，舌淡苔白。

治法三

取穴：神阙、气海、大巨、足三里穴，天枢、大肠俞、小肠俞穴，天枢、支沟、上巨虚、大肠俞、脾俞穴。

操作：以上三组穴位任取一组，采用留罐法，用闪火法将罐吸拔在穴位上，留罐 10~15 分钟。

治法四

取穴：肺俞、肾俞、天枢、左水道穴。

操作：采用留罐法。患者取坐位，用闪火法将小口径火罐吸拔在穴位上，留罐 5~10 分钟，每日 1 次。本法适用于虚秘，表现为大便不易排出，临厕努挣无力，挣则汗出气短，便后乏力，头晕，疲乏，面色㿠白，舌淡苔薄白。

治法五

取穴：大肠俞、小肠俞、左下腹。

操作：采用留罐法。用闪火法将火罐吸拔在穴位上，留罐 15 分钟，每日 1 次。本法适用于阳虚便秘，表现为便质未必干，但艰涩难以排出，伴有畏寒肢冷，小便清长，腰脊冷痛，舌淡，苔白润。

治法六

取穴：水道、腹结、大横、天枢、神阙、大肠俞穴。

操作：采用闪罐法。患者取仰卧位，双下肢伸直，选用中号或大号玻璃火罐，采用闪罐法依次拔上述诸穴，拔罐按顺时针方向：右水道—右腹结—右大横—右天枢—神阙—左天枢—左大横—左腹结—左水道。反复闪罐 10~15 次，留罐 15 分钟左右，以局部皮肤潮红为度。然后患者改俯卧位，在大肠俞穴拔罐，留罐 15 分钟。

8. 肋间神经痛

肋间神经痛是指一根或几根肋间神经支配区域经常性疼痛，多有发作性加剧的特征。本病的发生与病毒和细菌感染、胸膜炎、结核、肿瘤、脊柱和肋骨的损伤等因素有关。

【表现】

疼痛沿肋间神经分布，呈阵发性灼痛或刺痛，有时被呼吸动作所激发，咳嗽、喷嚏可使疼痛加重。相应的皮肤区有感觉过敏，相应的肋骨边缘有压痛，以脊柱旁、腋中线、胸骨旁较为显著。

【治疗方法】

治法一

取穴：肝俞、膈俞、三阴交穴。

操作：采用留罐法。患者取坐位，用闪火法将中等大小的火罐吸拔在穴位上，留罐 10~15 分钟，每日 1 次。本法适用于瘀血阻滞型，表现为疼痛如针刺，位置固定，舌质紫暗。

治法二

取穴：肝俞（双侧）、阳陵泉（双侧）、期门（患侧）穴。

操作：采用留罐法。患者取坐位，用闪火法将中等大小的火罐吸拔在穴位上，留罐 10~15 分钟，每日 1 次。本法适用于肝气郁结型，表现为胁肋胀痛或刺痛，位置不固定，胸闷，喜欢叹气，食欲不振，情志不畅时症状加重，舌苔薄白。

治法三

取穴：与疼痛相应的华佗夹脊穴、阿是穴。

配穴：三阴交、阴陵泉、阳陵泉、内关穴。

操作：采用刺络拔罐法。对局部进行常规消毒后，用消毒的三棱针点刺 3~5 下，在点刺的部位拔罐。

小提示：

（1）在治疗期间可配合使用针灸疗法。
（2）本病患者应注意休息，不要过度劳累。
（3）注意保暖，避免受凉。

9. 坐骨神经痛

坐骨神经痛是指发生在沿坐骨神经通路及其分布区的疼痛，可分为原发性和继发性两大类。原发性者又称坐骨神经炎，临床较少见。大多为继发性，是因坐骨神经在其行程中遭受邻近病变的刺激或压迫

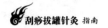

所引起的。

【表现】

患病后疼痛往往先从一侧腰或臀部开始，继而出现放射性下肢疼痛，沿坐骨神经，自腰部或臀部经大腿后部、腘窝、小腿后外侧向足跟或足背放射。疼痛呈烧灼样或刀割样，呈持续性或阵发性加剧，可因活动、弯腰、咳嗽、喷嚏、屏气、用力排便等加重，夜间疼痛加剧。

【治疗方法】

治法一

取穴：肾俞（双侧）、膈俞（双侧）、关元俞（双侧）、委中穴（患侧）。

操作：采用留罐法。患者取俯卧位或坐位，用闪火法将中等大小的火罐吸拔在穴位上，留罐 10~15 分钟，每日 1 次。本法适用于瘀血型，表现为疼痛如针刺或如刀割，位置固定，转侧不利，舌质紫暗或有瘀斑。

治法二

取穴：命门、腰阳关、关元俞（双侧）、肾俞（双侧）、环跳穴（患侧）。

操作：采用留罐。患者取坐位，用闪火法将中等大小的火罐吸拔在穴位上，留罐 10~15 分钟，每日 1 次。本法适用于寒湿型，表现为腰腿疼痛剧烈，重者强硬，喜温，遇寒加重，舌苔白腻。

治法三

取穴：肾俞、秩边、殷门、委中、承山、昆仑、环跳、风市、阳陵泉、双阳穴（环跳与风市的中点向内，足太阳膀胱经与足少阳胆经循行路线的正中间取穴，再由此穴向上向下各 1 寸）。

操作：上述穴位可分组交替使用，采用针后拔罐法，先在穴位处针刺，然后拔罐。

治法四

取穴：委中、环跳、阳陵泉、大肠俞穴。

操作：采用刺络拔罐法。对局部进行常规消毒后，用三棱针点刺3~5 点，取中号玻璃火罐，用闪火法吸拔在穴位上，以出血量 3~5 毫升为宜。本法适用于疼痛急性发作者。

治法五

取穴：腰俞、环跳、委中、申脉、坐骨穴（大转子与尾骨尖连线中点下 1 寸）。

配穴：行痹者（表现为疼痛游走不定）加昆仑穴。

小提示：

（1）养成良好的作息习惯，做到生活有规律，劳逸结合，坚持体育锻炼，适当参加一些社会活动。

（2）保持良好的心态，避免不良情绪。

（3）有失眠症状的患者睡前不要喝浓茶及咖啡。

10．头痛

头痛是一种常见的自觉症状，引起原因较复杂，是以头部疼痛为主要症状的一种病症。头部或五官疾病可致头痛，头部以外或全身性疾病也可致头痛，所以必须辨清头痛的发病原因，方可对症治疗，但颅内占位性病变或颅外伤所致头痛，不宜用拔罐治疗。根据病因及发作时特点的不同一般分为肝阳上亢头痛、风寒头痛、风热头痛 3 型。

【肝阳上亢头痛】

（1）症状

头胀痛，头痛多为两侧，伴有头晕目眩，心烦易怒，面红目赤，口苦胁痛，失眠多梦。

（2）治法

治法一

【选穴】风门、太阳、印堂、太冲。

【定位】风门：在背部，当第 2 胸椎棘突下，旁开 1.5 寸。

太阳：在眉梢与目外眦之间向后约 1 寸的凹陷中。

印堂：两眉头连线的中点处。

太冲：在足背侧，当第 1 跖骨间隙的后方凹陷处（由第 1、第 2 趾间缝纹向足背上推，至其两骨联合缘凹陷中）。

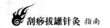

【拔罐方法】风门、太阳、印堂 3 穴采取单纯拔罐法，留罐 10 分钟。太冲穴点刺出血，以微微出血为度，每日 1 次，5 次为一个疗程。

治法二

【选穴】印堂、大椎、肝俞、合谷、行间。

【定位】肝俞：在背部，当第 9 胸椎棘突下，旁开 1.5 寸。

合谷：第 1、第 2 掌骨间，当第 2 掌骨桡侧的中点处。

行间：在足背侧，当第 1、第 2 趾间，趾蹼缘的后方赤白肉际处。

【拔罐方法】刺络拔罐法，行间只点刺出血不拔罐，其他穴位点刺放血后拔罐，留罐 10 分钟。每日 1 次，5 次为一个疗程。

【风寒头痛】

（1）症状

全头痛，痛势较剧烈，痛连项背，常喜裹头，恶风寒，口淡不渴。

（2）治法

【选穴】风门、太阳、外关。

【定位】风门：在背部，当第 2 胸椎棘突下，旁开 1.5 寸。

太阳：在眉梢与目外眦之间向后约 1 寸的凹陷中。

外关：在前臂背侧，当阳池与肘尖的连线上，腕背横纹上 2 寸，尺骨与桡骨之间。

【拔罐方法】艾罐法。先在上述各穴拔罐，留罐 10 分钟，起罐后用艾条温灸风门、外关 10 分钟，每日 1 次，3 次为一个疗程。

【风热头痛】

（1）症状

头痛而胀，甚则疼痛如裂，伴有发热恶风，面红赤，口渴喜饮，大便秘结，小便黄赤。

（2）治法

治法一

【选穴】大椎、风门、太阳、曲池。

【定位】大椎：在背部正中线上，第 7 颈椎棘突下凹陷中。

风门：在背部，当第 2 胸椎棘突下，旁开 1.5 寸。

太阳：在眉梢与目外眦之间向后约 1 寸的凹陷中。

曲池：在肘横纹的外侧端，屈肘时当尺泽与肱骨外上髁连线中点。

【拔罐方法】单纯拔罐法，留罐 10 分钟，每日 1 次，3 次为一个疗程。

治法二

【选穴】太阳、大椎、肺俞、外关。

【定位】太阳：在眉梢与目外眦之间向后约 1 寸的凹陷中。

大椎：在背部正中线上，第 7 颈椎棘突下凹陷中。

肺俞：在背部，当第 3 胸椎棘突下，旁开 1.5 寸。

外关：在前臂背侧，当阳池与肘尖的连线上，腕背横纹上 2 寸，尺骨与桡骨之间。

【拔罐方法】单纯拔罐法，留罐 10 分钟，每日 1 次，3 次为一个疗程。

【注意事项】

拔罐治疗头痛对缓解症状效果良好，但引发头痛的因素复杂多样，若多次拔治无效或症状加重，应考虑有其他病变因素，需到医院查治，以免延误病情。

11. 失眠

失眠是以经常不能获得正常睡眠为特征的一种病症。轻者入睡困难，有入睡后易醒，有醒后不能再入睡，亦有时睡时醒等，严重者则整夜不能入睡。一般分为心肾不交、心脾两虚、肝郁气滞 3 型。

【心肾不交】

（1）症状

失眠伴心悸不安，口干咽燥，颧红面赤，腰膝酸软。

（2）治法

【选穴】心俞、肾俞、内关、神门。

【定位】心俞：在背部，当第 5 胸椎棘突下，旁开 1.5 寸（由平双肩胛骨下角之椎骨，往上推 2 个椎骨，即第 5 胸椎棘突下缘，旁开约 2 横指处为取穴部位）。

肾俞：在腰部，当第 2 腰椎棘突下，旁开 1.5 寸（与肚脐中相对应处即为第 2 腰椎，其棘突下缘旁开约 2 横指处为取穴部位）。

内关：在前臂掌侧，当曲泽与大陵的连线上，腕横纹上 2 寸，掌长肌肌腱与桡侧腕屈肌肌腱之间。

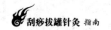

神门：在腕部，腕掌侧横纹尺侧端，尺侧腕屈肌肌腱的桡侧凹陷处。

【拔罐方法】单纯拔罐法，留罐 10 分钟，每日 1 次，5 次为一个疗程。

【心脾两虚】

（1）症状

多梦易醒，心悸健忘，伴头晕目眩，肢倦神疲，饮食无味，面色少华，或脘闷纳呆。

（2）治法

治法一

【选穴】心俞、脾俞、内关、神门。

【定位】心俞：在背部，当第 5 胸椎棘突下，旁开 1.5 寸（由平双肩胛骨下角之椎骨，往上推 2 个椎骨，即第 5 胸椎棘突下缘，旁开约 2 横指处为取穴部位）。

脾俞：在背部，当第 1 胸椎棘突下，旁开 1.5 寸（与肚脐中相对应处即为第 2 腰椎，由第 2 腰椎往上摸 3 个椎体，即为第 1 胸椎，其棘突下缘旁开约 2 横指处为取穴部位）。

内关：在前臂掌侧，当曲泽与大陵的连线上，腕横纹上 2 寸，掌长肌肌腱与桡侧腕屈肌肌腱之间。

神门：在腕部，腕掌侧横纹尺侧端，尺侧腕屈肌肌腱的桡侧凹陷处（仰掌，豌豆骨的桡侧，掌后第 1 横纹上，尺侧腕屈肌肌腱的桡侧缘）。

【拔罐方法】单纯拔罐法，留罐 10 分钟，每日 1 次，5 次为一个疗程。

治法二

【选穴】足三里、三阴交、神门。

【定位】神门：在腕部，腕掌侧横纹尺侧端，尺侧腕屈肌肌腱的桡侧凹陷处。

足三里：在小腿前外侧，当犊鼻下 3 寸，距胫骨前缘 1 横指（站位，用同侧手张开虎口围住髌骨上外缘，余 4 指向下，中指尖处为取穴部位）。

三阴交：在小腿内侧，当足内踝尖上 3 寸，胫骨内侧缘后方（以手 4 指并拢，小指下边缘紧靠内踝尖上，食指上缘所在水平线在胫骨后缘的交点，为取穴部位）。

【拔罐方法】单纯拔罐法，留罐10分钟，每日1次，5次为一个疗程。

【肝郁气滞】

（1）症状

失眠伴急躁易怒，严重者彻夜不能入睡，伴有胸闷胁痛，不思饮食，口苦而干。

（2）治法

治法一

【选穴】肝俞、内关、神门、太冲。

【定位】肝俞：在背部，当第9胸椎棘突下，旁开1.5寸（由平双肩胛骨下角之椎骨，往下推2个椎骨，即第9胸椎棘突下缘，旁开约2横指处为取穴部位）。

内关：在前臂掌侧，当曲泽与大陵的连线上，腕横纹上2寸，掌长肌肌腱与桡侧腕屈肌肌腱之间。

神门：在腕部，腕掌侧横纹尺侧端，尺侧腕屈肌肌腱的桡侧凹陷处。

太冲：在足背侧，当第1跖骨间隙的后方凹陷处（由第1、第2趾间缝纹向足背上推，至其两骨联合缘凹陷中处，为取穴部位）。

【拔罐方法】神门、内关、肝俞3穴采取单纯拔罐法，留罐10分钟。太冲穴点刺出血，以微微出血为度。每日1次，5次为一个疗程。

治法二

【选穴】肝俞、胆俞、内关、阳陵泉。

【定位】肝俞：在背部，当第9胸椎棘突下，旁开1.5寸。

胆俞：在背部，当第10胸椎棘突下，旁开1.5寸（由平双肩胛骨下角之椎骨（第7胸椎），往下推3个椎骨，即第10胸椎棘突下缘，旁开约2横指处为取穴部位）。

内关：在前臂掌侧，当曲泽与大陵的连线上，腕横纹上2寸，掌长肌肌腱与桡侧腕屈肌肌腱之间。

阳陵泉：在小腿外侧，当腓骨头前下方凹陷处（坐位，屈膝成90度，膝关节外下方，腓骨小头前缘与下缘交叉处的凹陷，为取穴部位）。

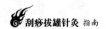

【拔罐方法】单纯拔罐法。每日1次，每次留罐10分钟，5次为一个疗程。

【注意事项】

（1）患者宜调适情志，喜怒有节，开阔心胸，淡泊名利，劳逸结合，起居规律，晚餐清淡，按时睡眠。

（2）积极查治可能引发本病的原发病症。

12. 惊悸

惊悸，是指由于七情不节累及于心所导致的，以惊悸为主要外兆的病症，属于现代医学的心脏神经官能症。本病临床多为阵发性，有时也可见呈持续性者，并伴有胸痛、胸闷、喘息、吸气不够、头晕和失眠等症状。一般分为心脾两脏虚损和心气虚、胆怯易惊2型。

【心脾两脏虚损】

（1）症状

心跳不安，气短，失眠多梦，思虑劳心则加重，多伴有神疲乏力，眩晕健忘，面色无华，口唇色淡，食少腹胀，大便稀溏。

（2）治法

【选穴】心俞、脾俞、内关、气海、关元。

【定位】心俞：在背部，当第5胸椎棘突下，旁开1.5寸。

脾俞：在背部，当第11胸椎棘突下，旁开1.5寸（与肚脐中相对应处即为第2腰椎，由第2腰椎往上摸3个椎体，即为第11胸椎，其棘突下缘旁开约2横指处为取穴部位）。

内关：在前臂掌侧，当曲泽与大陵的连线上，腕横纹上2寸，掌长肌肌腱与桡侧腕屈肌肌腱之间。

气海：在下腹部，前正中线上，当脐中下1.5寸。

关元：在下腹部，前正中线上，当脐中下3寸。

【拔罐方法】灸罐法。上述各穴拔罐后留罐10分钟，之后行温和灸15分钟，以皮肤感觉温热、舒适感为度，10次为一个疗程。

【心气虚、胆怯易惊】

（1）症状

心悸不宁，善惊易怒，稍惊即发，劳累则加重，兼有胸闷气短，自汗出，坐卧不安，不愿闻及声响，少寐多梦而易惊醒。

（2）治法

治法一

【选穴】心俞至胆俞的连线、内关、关元。

【定位】心俞：在背部，当第5胸椎棘突下，旁开1.5寸（由平双肩胛骨下角之椎骨，往上推2个椎骨，即第5胸椎棘突下缘，旁开约2横指处为取穴部位）。

胆俞：在背部，当第10胸椎棘突下，旁开1.5寸（由平双肩胛骨下角之椎骨，往下推3个椎骨，即第10胸椎棘突下缘，旁开约2横指处为取穴部位）。

内关：在前臂掌侧，当曲泽与大陵的连线上，腕横纹上2寸，掌长肌肌腱与桡侧腕屈肌肌腱之间。

关元：在下腹部，前正中线上，当脐中下3寸。

【拔罐方法】梅花针以轻度手法叩刺内关穴，以出血点较多为度，然后拔罐，出血量以较多血点冒出皮肤为度，然后取掉罐具。同时在心俞至胆俞的直线上涂抹万花油，用火罐吸定后来回走罐，至皮肤潮红为止。然后配合艾灸关元穴，至局部皮肤出现红晕，温热感明显为止。每日1次，10次为一个疗程。

治法二

【选穴】心俞、胆俞、巨阙、间使、神门。

【定位】心俞：在背部，当第5胸椎棘突下，旁开1.5寸。

胆俞：在背部，当第10胸椎棘突下，旁开1.5寸。

巨阙：在上腹部，前正中线上，当脐中上6寸。

间使：在前臂掌侧，当曲泽与大陵的连线上，腕横纹上3寸，掌长肌肌腱与桡侧腕屈肌肌腱之间。

神门：在腕部，腕掌侧横纹尺侧端，尺侧腕屈肌肌腱的桡侧凹陷处（仰掌，豌豆骨的桡侧，掌后第1横纹上，尺侧腕屈肌肌腱的桡侧缘）。

【拔罐方法】单纯拔罐法，每日1次，10次为一个疗程。

【注意事项】

（1）拔罐治疗惊悸不仅可改善和控制症状，而且对于疾病本身也

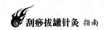

有治疗作用，坚持治疗，效果显著；但因器质性心脏病出现心衰如呼吸急促、不能平卧等症状倾向时，则应针对病情的轻重缓急，及时采用综合治疗措施。

（2）日常起居要有规律，清心寡欲，调适情志，不怒不怨，心态平和。

（3）注意营养，锻炼身体，增强抵御外邪入侵的能力。

13．中风后遗症

中风是以突然昏厥，不省人事，伴有口眼歪斜，语言不利，半身不遂，或仅有半身不遂为主要表现的疾病，其特点是发病急骤，变化迅速。

中风为本虚标实之证，在本为阴阳偏胜，气机逆乱；在标为风火相煽，痰浊壅塞，瘀血内阻。常见的病因有忧思恼怒，饮酒无度，或恣食肥甘，纵欲劳累，或起居不慎等，中风有中经络和中脏腑之分。

中经络，一般仅见肌肤麻木，口眼歪斜，言语謇涩，或半身不遂，无神志障碍。常见证型有：①风邪入中，经络痹阻型，兼恶寒发热，苔薄脉浮，治宜祛风通络，方用大秦艽汤。②肝肾阴虚，风阳上扰型，兼腰酸耳鸣，舌红脉细，治宜滋阴熄风，方用镇肝息风汤。③痰热腑实，风痰上扰型，兼痰多便秘，苔腻脉滑，治宜通腑化痰，方用小承气汤加味。

中脏腑，除见中经络的症状外，还有朦胧思睡或昏愦无知等神志症状，又可分为闭、脱二证：①闭证。证见牙关紧闭，两手握固，肢体强痉等，多属实证。属阳闭者兼见面红身热，苔腻脉滑，治宜辛凉开窍，滋阴熄风，方用至宝丹和羚羊角汤。阴闭者兼面白唇暗，肢冷脉缓，治宜辛温开窍，豁痰熄风，方用苏合香丸和涤痰汤。②脱证。证见目合口张，鼻鼾息微，手撒尿遗，多属虚证，治宜回阳固脱，方用参附汤。部分中风病人留有后遗症，如偏瘫、失语等，这与病情轻重，治疗和护理是否及时得当有关。

【中经络】

主症：半身不遂，舌强语謇，口角歪斜。

兼见面红目赤，眩晕头痛，心烦易怒，口苦咽干，便秘尿黄，舌红或绛，苔黄或燥，脉弦有力，为肝阳暴亢；肢体麻木或手足拘急，头晕目眩，苔白腻或黄腻，脉弦滑，为风痰阻络；口黏痰多，腹胀便秘，舌红，苔黄腻或灰黑，脉弦滑大，为痰热腑实；肢体软弱，偏身麻木，手足肿胀，面色淡白，气短乏力，心悸自汗，舌暗，苔白腻，脉细涩，为气虚血瘀；肢体麻木，心烦失眠，眩晕耳鸣，手足拘挛或蠕动，舌红，苔少，脉细数，为阴虚风动。

治法：醒脑开窍，滋补肝肾，疏通经络。以手厥阴经、督脉及足太阴经穴为主。

主穴：内关、水沟、三阴交、极泉、尺泽、委中。

配穴：肝阳暴亢者，加太冲、太溪；风痰阻络者，加丰隆、合谷；痰热腑实者，加曲池、内庭、丰隆；气虚血瘀者，加足三里、气海；阴虚风动者，加太溪、风池；口角歪斜者，加颊车、地仓；上肢不遂者，加肩髃、手三里、合谷；下肢不遂者，加环跳、阳陵泉、阴陵泉、风市；头晕者，加风池、完骨、天柱；足内翻者，加丘墟和照海；便秘者，加水道、归来、丰隆、支沟；复视者，加风池、天柱、睛明、球后；尿失禁、尿潴留者，加中极、曲骨、关元。

【中脏腑】

主症：神志恍惚，迷蒙，嗜睡，或昏睡，甚者昏迷，半身不遂。

兼见神昏，牙关紧闭，口噤不开，肢体强痉，为闭证；面色苍白，瞳神散大，手撒口开，二便失禁，气息短促，多汗腹凉，脉散或微，为脱证。

治法：醒脑开窍，启闭固脱。以手厥阴经及督脉穴为主。

主穴：内关、水沟。

配穴：闭证加十二井穴、太冲、合谷，脱证加关元、气海、神阙。

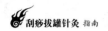

小提示：

（1）治疗期间应配合运动功能锻炼。

（2）中风急性期，出现高热、神昏、心衰、颅内压增高、上消化道出血等情况时，应采取综合治疗措施。

（3）中风患者应注意防止褥疮，保证呼吸道通畅。

（4）本病重在预防，如年逾四十，经常出现头晕头痛、肢体麻木，偶有发作性语言不利、肢体痿软无力者，多为中风先兆，应加强防治。

14．偏瘫

偏瘫又叫半身不遂，是指一侧上下肢、面肌和舌肌下部的运动障碍，它是急性脑血管病的一个常见症状。轻度偏瘫病人虽然尚能活动，但走起路来，往往上肢屈曲，下肢伸直，瘫痪的下肢走一步划半个圈，这种特殊的走路姿势，叫作偏瘫步态。严重者常卧床不起，丧失生活能力，一般分为虚证和实证两型。

【虚证】

（1）症状

半身不遂，肢体痿软，言语不利，口眼歪斜，伴有面色苍白，气短乏力，偏身麻木，心悸自汗出；或伴有手足心热，肢体麻木，五心烦热，失眠，眩晕耳鸣等。

（2）治法

【选穴】肩髃、臂臑、手三里、合谷、大椎、膈俞、肝俞、脾俞、肾俞、气海、关元、足三里、三阴交、悬钟。

【定位】肩髃：在肩部，三角肌上，臂外展或向前平伸时，当肩峰前下方凹陷处。

臂臑：在臂外侧，三角肌止点处，当曲池与肩髃连线上，曲池上7寸（屈肘，紧握拳，上肢用力令其紧张，三角肌下端偏内侧处为取穴部位）。

手三里：在前臂背面桡侧，当阳溪与曲池穴连线上，肘横纹下2寸（桡侧肘横纹头下2横指，阳溪与曲池的连线上）。

合谷：第1、第2掌骨间，当第2掌骨桡侧的中点处。

大椎：在背部正中线上，第7颈椎棘突下凹陷中。

膈俞：在背部，当第7胸椎棘突下，旁开1.5寸（由平双肩胛骨下角之椎骨，其棘突下缘旁开约2横指处为取穴部位）。

肝俞：在背部，当第9胸椎棘突下，旁开1.5寸（由平双肩胛骨下角之椎骨，往下推2个椎骨，即第9胸椎棘突下缘，旁开约2横指处为取穴部位）。

脾俞：在背部，当第11胸椎棘突下，旁开1.5寸（与肚脐中相对应处即为第2腰椎，由第2腰椎往上摸3个椎体，即为第11胸椎，其棘突下缘旁开约2横指处为取穴部位）。

肾俞：在腰部，当第2腰椎棘突下，旁开1.5寸（与肚脐中相对应处即为第2腰椎，其棘突下缘旁开约2横指处为取穴部位）。

气海：在下腹部，前正中线上，当脐中下1.5寸。

关元：在下腹部，前正中线上，当脐中下3寸。

足三里：在小腿前外侧，当犊鼻下3寸，距胫骨前缘一横指（站位，用同侧手张开虎口围住髌骨上外缘，余4指向下，中指尖处为取穴部位）。

三阴交：在小腿内侧，当足内踝尖上3寸，胫骨内侧缘后方（以手4指并拢，小指下边缘紧靠内踝尖上，食指上缘所在水平线在胫骨后缘的交点，为取穴部位）。

悬钟：在小腿外侧，当外踝尖上3寸，腓骨前缘。

【拔罐方法】灸罐法。先在大椎、膈俞、肝俞、脾俞、肾俞、气海、关元、足三里各穴用艾条温和灸5~10分钟，以局部皮肤红晕为度。然后各穴拔罐，留罐15分钟，每日1次，10次为一个疗程。

【实证】

（1）症状

半身不遂，肢体强痉，口眼歪斜，言语不利，伴有眩晕头胀痛、面红目赤、心烦易怒、口苦咽干、便秘尿黄；或伴有腹胀便秘、头晕目眩、口黏痰多、午后面红、烦热等。

（2）治法

【选穴】肩髃、曲池、合谷、居髎、环跳、风市、阳陵泉、承山、血海。

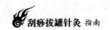

【定位】肩髃：在肩部，三角肌上，臂外展或向前平伸时，当肩峰前下方凹陷处（上臂外展至水平位，在肩部高骨外，肩关节上出现两个凹陷，前面的凹陷为取穴部位）。

曲池：在肘横纹的外侧端，屈肘时当尺泽与肱骨外上髁连线中点（仰掌屈肘成 45 度，肘关节桡侧，肘横纹头为取穴部位）。

合谷：第 1、第 2 掌骨间，当第 2 掌骨桡侧的中点处（以一手的拇指掌面指关节横纹，放在另一手的拇、食指的指蹼缘上，屈指当拇指尖尽处为取穴部位）。

居髎：在髋部，当髂前上棘与股骨大转子最凸点连线的中点处。

环跳：在股外侧部，侧卧屈股，当股骨大转子最凸点与骶骨裂孔连线的外 1/3 与中 1/3 交点处（侧卧位，下面的腿伸直，以拇指指关节横纹按在大转子头上，拇指指向尾骨尖端，当拇指尖所指处为取穴部位）。

风市：在大腿外侧部的中线上，当腘横纹上 7 寸（或直立垂手时，中指尖处）。

阳陵泉：在小腿外侧，当腓骨头前下方凹陷处（坐位，屈膝成 90 度，膝关节外下方，腓骨小头前缘与下缘交叉处的凹陷，为取穴部位）。

承山：在小腿后面正中，委中与昆仑之间，当伸直小腿或足跟上提时腓肠肌肌腹下出现尖角凹陷处（腘横纹中点至外踝尖平齐处连线的中点为取穴部位）。

血海：屈膝，在大腿内侧，髌底内侧端上 2 寸，当股四头肌内侧头的隆起处（坐位，屈膝成 90 度，医者立于患者对面，用左手掌心对准右髌骨中央，手掌伏于其膝盖上，拇指尖所指处为取穴部位）。

【拔罐方法】单纯拔罐法，上述各穴拔罐，留罐 15 分钟，每日 1 次，10 次为一个疗程。

【对症治疗】

偏瘫常伴有手腕屈伸不利，肌肉、关节疼痛，足内翻、足外翻，口眼歪斜，大便秘结等症状。

（1）手腕屈伸不利

【配穴】外关。

【定位】外关：在前臂背侧，当阳池与肘尖的连线上，腕背横纹上 2 寸，尺骨与桡骨之间。

【拔罐方法】采用单纯拔罐法。

（2）肌肉、关节疼痛

【配穴】阿是穴。

【定位】局部压痛点处取穴。

【拔罐方法】采用单纯拔罐法。

（3）足内翻

【配穴】申脉。

【定位】申脉：在足外侧部，外踝直下方凹陷中。

【拔罐方法】采用单纯拔罐法。

（4）足外翻

【配穴】照海。

【定位】照海：在足内侧，内踝尖下方凹陷处。

【拔罐方法】采用单纯拔罐法。

（5）口眼歪斜

【配穴】颧髎、地仓、下关、颊车、大迎。

【定位】颧髎：在面部，当目外眦直下，颧骨下缘凹陷处。

地仓：在面部口角外侧，上直对瞳孔（正坐平视，瞳孔直下垂线与口角水平线相交点为取穴部位）。

下关：在面部耳前方，当颧弓与下颌切迹所形成的凹陷中（闭口，由耳屏向前摸有一高骨，其下方有一凹陷，若张口则该凹陷闭合和突起，此凹陷为取穴部位）。

颊车：在面颊部，下颌角前上方约一横指（中指），当咀嚼时咬肌隆起，按之凹陷处。

大迎：在下颌角前方，咬肌附着部的前缘，当面动脉搏动处（闭口鼓气，下颌角前下方沟形凹陷处为取穴部位）。

【拔罐方法】采用闪罐法，局部穴位。

（6）大便秘结

【配穴】支沟、天枢、丰隆。

【定位】支沟：在前臂背侧，当阳池与肘尖的连线上，腕背横纹

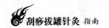

上 3 寸，尺骨与桡骨之间。

天枢：在腹中部，距脐中 2 寸。

丰隆：在小腿前外侧，当外踝尖上 8 寸，条口外，距胫骨前缘二横指（中指）（平腘横纹与足腕横纹连线之中点，在胫骨、腓骨之间，距胫骨前嵴约 2 横指处为取穴部位）。

【拔罐方法】采用单纯拔罐法。

【注意事项】

（1）本病治疗第一需要的是早期的功能恢复锻炼和及时的对症药物，此外调适情志、增加营养、增强体质也是必要措施。

（2）拔罐、刮痧、按摩等中医理疗手段是中风后遗症功能恢复的重要辅助治疗方法，可有效地促进肢体正常功能的恢复，缩短康复时间。

15．面瘫

面瘫是以面部表情肌群运动功能障碍为主要特征的一种常见病，一般症状是口眼歪斜。它是一种常见病、多发病，不受年龄和性别限制。患者面部往往连最基本的抬眉、闭眼、鼓腮、努嘴等动作都无法完成，一般分为痰浊内阻和风寒外袭两型。

【痰浊内阻】

（1）症状

颜面向健侧歪斜，患侧肌肉松弛，可见患侧额纹消失、眼睛闭合不全、鼻唇沟变浅或消失、口角下垂，不能做皱眉、露齿、鼓腮等动作，可伴有言语不利、舌强硬、舌歪斜等症。

（2）治法

【选穴】太阳、上关、下关、颊车、阳白、地仓、合谷、中脘、足三里、丰隆。

【定位】太阳：见前。

上关：在耳前，下关直上，当颧弓的上缘凹陷处。

下关：在面部耳前方，当颧弓与下颌切迹所形成的凹陷中。

颊车：在面颊部，下颌角前上方约一横指（中指），当咀嚼时咬肌隆起，按之凹陷处。

阳白：在前额部，当瞳孔直上，眉上 1 寸。

地仓：在面部口角外侧，上直对瞳孔。

合谷：第1、第2掌骨间，当第2掌骨桡侧的中点处。

中脘：在上腹部，前正中线上，当脐中上4寸（仰卧位，在上腹部，前正中线上，脐中与胸剑联合部的中点为取穴部位）。

足三里：在小腿前外侧，当犊鼻下3寸，距胫骨前缘一横指（中指）（站位，用同侧手张开虎口围住髌骨上外缘，余4指向下，中指尖处为取穴部位）。

丰隆：在小腿前外侧，当外踝尖上8寸，条口外，距胫骨前缘2横指（中指）（平腘横纹与足腕横纹连线之中点，在胫骨、腓骨之间，距胫骨前嵴约2横指处为取穴部位）。

【拔罐方法】刺络拔罐法。可先用梅花针轻轻叩刺患侧面部太阳、阳白、上关、下关、地仓、颊车处，然后在太阳、下关、地仓、颊车处拔罐后留罐5~10分钟，以局部较多血点冒出皮肤为度，每日1次，5次为一个疗程。

【风寒外袭】

（1）症状

起病急，多在早晨起床后发现口角歪斜、流口水，不能自止，进食后易造成食物残留，不能鼓腮、吹口哨等，可伴有恶寒发热、颈项不舒，多在吹风、吹空调后犯病。

（2）治法

【选穴】太阳、上关、下关、颊车、地仓、外关、合谷。

【定位】太阳：在眉梢与目外眦之间向后约1寸的凹陷中。

上关：在耳前，下关直上，当颧弓的上缘凹陷处。

下关：在面部耳前方，当颧弓与下颌切迹所形成的凹陷中（闭口，由耳屏向前摸有一高骨，其下方有一凹陷，若张口则该凹陷闭合和突起，此凹陷为取穴部位）。

颊车：在面颊部，下颌角前上方约一横指（中指），当咀嚼时咬肌隆起，按之凹陷处。

地仓：在面部口角外侧，上直对瞳孔（正坐平视，瞳孔直下垂线与口角水平线相交点为取穴部位）。

外关：在前臂背侧，当阳池与肘尖的连线上，腕背横纹上2寸，

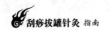

尺骨与桡骨之间。

合谷：第1、第2掌骨间，当第2掌骨桡侧的中点处（以一手的拇指掌面指关节横纹，放在另一手的拇、食指的指蹼缘上，屈指当拇指尖尽处为取穴部位）。

【拔罐方法】艾灸法、闪罐法。可先用梅花针轻轻叩刺患侧面部太阳、上关、下关、地仓、颊车处，然后在上述穴位上闪罐5~10分钟，再用艾条温和灸15分钟，每日1次，3次为1疗程。另嘱患者用热毛巾湿敷患处，每次15分钟，每日2~3次。

【注意事项】

（1）局部避免受寒吹风，必要时可戴口罩、眼罩防护；因眼睑闭合不全，灰尘容易侵入，每日滴眼药水2~3次，以防感染。

（2）拔罐治疗面瘫时，无论是周围神经性还是中枢神经性的，在取穴和治法上基本相同，但疗效差异较大。周围神经性面瘫、急性面瘫及病程短的面瘫疗效显著，5~6次即愈，中枢性及病程长的疗效较差。

16. 扁桃体炎

扁桃体炎为腭扁桃体的非特异性炎症，有急慢性之分。急性扁桃体炎多见于10~30岁之间的青年人，好发于春秋季节，通常与急性咽炎同时发生，主要由细菌感染而引起，常见致病菌为溶血性链球菌、葡萄球菌和肺炎双球菌。细菌通过空气飞沫、食物或直接接触而传染。慢性扁桃体炎多由扁桃体炎的急性反复发作或隐窝引流不畅，细菌在隐窝内繁殖而导致，也可继发于某些急性传染病，如猩红热、麻疹、白喉等。扁桃体炎的反复发作，除可引起明显的局部症状外，还可成为身体的一个重要隐患，在某些诱发因素存在的情况下，促使发生各种疾病或原有疾病恶化，特别是儿童时期慢性扁桃体炎的反复发作，容易合并风湿病、肾小球肾炎、风湿性心脏病等，应当引起重视。中医认为外感风热邪毒是本病发生的主要原因。本病急性者多为风火热毒之症，慢性者多属阴亏燥热之候。治疗当以清火、滋阴、润燥为基本法则。

【主要症状】

急性扁桃体：起病较急，咽痛明显，吞咽时加剧，伴有头痛、全身酸痛。

慢性扁桃体：扁桃体肿大，说话含糊不清，呼吸不畅或睡眠时打鼾、咽痛反复发作、咽部有异物感。

【治疗选穴】

大椎、风门、身柱、肺俞、心俞、曲池、外关、合关。

【操作方法】

（1）拔罐法：将抽气罐吸附于大椎、肺俞、身柱、曲池。

（2）针罐法：先行针刺大椎、风门、肝俞、合谷，得气后留针，用火罐或抽气罐法将罐吸附于穴位。

（3）刺络拔罐：先对大椎、肺俞、心俞、外关进行消毒，后用三棱针在各穴位点刺 2~3 下，再用闪罐法将罐吸拔于点刺部位。

外科疾病

1. 颈椎病

颈椎病又称为颈椎综合征，是一种颈椎退行性改变，是中老年人常见的疾病。本病是因颈椎间盘退变、椎体骨质增生、韧带改变及椎间小关节改变，刺激或压迫颈部神经及血管而引起的头、颈、肩、臂等部位的一系列症状。常见的病因有颈椎退变、急性损伤、慢性劳损、颈椎先天性椎管狭窄、咽部炎症等。40~60 岁的人发病率较高，长期低头工作的人、司机、电脑操作人员、有颈部外伤史的人易患颈椎病。

【表现】

起病缓慢，主要表现为颈、肩部不适或疼痛，上肢活动受限、麻木，头痛，头晕，视物模糊，握力减弱，肌肉萎缩，也可出现下肢无力或二便失常。具体表现如下：

（1）颈型：主要表现为颈部酸痛不适、僵直，肩背部肌肉痉挛、僵

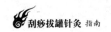

硬，头部转动受限，病变部位有压痛，长时间看书、写字时症状加重。

（2）神经根型：主要表现为颈项疼痛，可向肩背及上肢放射，咳嗽、打喷嚏可使疼痛加重。患部皮肤可产生麻木、过敏等感觉异常，上肢肌力减弱，沉重无力，手指麻木、活动不灵活。

（3）脊髓型：颈项疼痛不明显，常先出现一侧或双侧下肢麻木、无力，走路不稳，随后出现上肢僵硬麻木、乏力，并伴有头痛、头晕、排尿困难、便秘等症状，严重者可出现大小便失禁、尿潴留、四肢瘫痪等。

（4）椎动脉型：主要表现为眩晕，并可因头部转动而诱发或使病情加重，可伴有头痛、耳鸣、耳聋、恶心、呕吐及视物模糊等症状。患者在突然转动颈部时会发生猝倒，随即恢复正常，有时可出现肢体感觉障碍。

（5）交感神经型：主要表现为头痛或偏头痛，头晕，眼花，眼窝胀痛，视物模糊，流泪，耳鸣，听力下降，心悸，心前区疼痛，胸闷，血压异常，手脚发凉或发热，局部多汗或少汗等症。

临床上单独出现一种类型的并不多见，经常是两种或两种以上类型的症状同时出现。

【治疗方法】

治法一

取穴：大椎、曲池（患侧）、风池（患侧）、昆仑穴（患侧）。

操作：采用留罐法。患者取坐位，用闪火法将中号火罐吸拔在穴位上，留罐 10~15 分钟，每日 1 次。本法适用于经脉闭阻型，表现为肩、背、臂部疼痛，颈项强硬，头痛，畏寒，舌淡苔白。

治法二

取穴：风池、天柱、三阴交、颈夹脊穴。

操作：颈夹脊穴采用走罐法。在颈背部涂上润滑油，用闪火法将中号火罐吸拔在穴区，并走罐 2~3 次；其他穴位采用留罐法，用闪火法将火罐吸拔在穴位上，留罐 5~10 分钟。每日 1 次。本法适用于肝肾亏虚型，表现为头痛，眩晕，失眠多梦，耳鸣，耳聋，腰膝酸软，舌红苔少。

治法三

取穴：华佗夹脊穴。

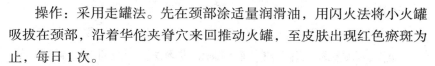

操作：采用走罐法。先在颈部涂适量润滑油，用闪火法将小火罐吸拔在颈部，沿着华佗夹脊穴来回推动火罐，至皮肤出现红色瘀斑为止，每日1次。

治法四

取穴：大椎、膈俞、颈夹脊穴。

操作：颈夹脊穴采用走罐法。在颈背部涂上润滑油，用闪火法将中号火罐吸拔在穴区，并走罐5~6次；其他穴位采用留罐法，用闪火法将火罐吸拔在穴位上，留罐10~15分钟。每日1次。本法适用于气滞血瘀型，表现为颈、肩、背及四肢疼痛，位置固定不变，颈部活动受限，面色紫暗，有瘀斑。

治法五

取穴：阿是穴。

操作：采用药罐法。取透骨草、防风、羌活、独活、草乌、川椒、牛膝、桂枝、红花、艾叶各60克，加水浸泡半小时，放入锅中煎煮15分钟，取药汁，放入竹罐共煮15分钟，取出后甩干药液，吸拔在疼痛部位。如病情严重，可沿疼痛的路径走行密密排罐，留罐15~20分钟。每日1次。本法适用于风寒湿痹型，表现为颈、肩、臂部疼痛，麻木，颈项沉重、酸痛，恶寒，肌肉无力，舌淡苔薄白。

治法六

取穴：阿是穴、大椎、风池穴。

操作：采用药罐法。取麻黄、防风、木瓜、川椒、秦艽、穿山甲、乳香、没药各30克，用纱布包好，放入锅内煎30分钟至药性煎出，将竹罐放入药中，煮5~8分钟，用镊子夹出，甩去药液，迅速用干毛巾捂住罐口，趁热立即扣在所选穴位上，留罐10~20分钟。每日1次，10次为一个疗程。

治法七

取穴：颈夹脊。

操作：采用刺络拔罐法。对病变颈椎两侧进行常规消毒后，用皮肤针叩刺，待局部皮肤出现小血滴后，加拔火罐，留罐5~10分钟，以吸出3~5毫升血液为宜，每周2次，10次为一个疗程。

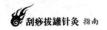
治法八

取穴：大椎、肩中俞、肩外俞穴，大杼、肩井、肩髎穴。

操作：每次选一组穴位，采用刺络拔罐法。对局部进行常规消毒后，用梅花针叩刺至皮肤发红并有少量出血点，然后在叩刺部位拔火罐，留罐10~15分钟，以拔出少量瘀血为度，每日或隔日1次，10次为一个疗程。

治法九

取穴：以督脉、手足太阳、手足少阳经为主，路线分主线和配线，主线有风府—身柱、风池—肩井，配线有天柱—膈俞、大椎—巨骨、肩中俞—膈俞。

操作：采用先经络刮痧后刺络拔罐法，经络刮痧采用水牛角制成的长方形刮痧板，介质采用刮痧油，刮拭经络一般主线为必刮线，再根据酸痛所在部位选取相应的配线。操作时先在所刮部位涂少许刮痧油，然后用刮痧板与皮肤成45°角，由上而下，先主线后配线，先中线后旁线，刮拭力量以患者可耐受为宜，先轻后重，缓缓而行，刮至皮肤明显见痧，即皮肤出现红色粒状、片状潮红、紫红色或暗红色的血斑、血疱即可。酸痛处及风池、百劳、肩井、肩中俞、肩外俞、曲垣、天宗等可重点刮拭；从痧斑中寻找紫红色或暗红色的血斑或血疱，常规消毒，用三棱针刺破皮肤，每次3~5个，然后用闪火法在其上拔罐，留罐10分钟，可有瘀血拔出，每隔5~7日1次，也可待痧退后再治疗。

小提示：

（1）在采用拔罐疗法治疗的同时，可配合使用针灸、推拿、牵引、理疗等方法。

（2）本病患者要注意纠正不良的姿势，避免长时间保持一个姿势不动，工作一段时间要起来活动一下，特别是要做几次颈肩部活动。

（3）注意颈部保暖，避免因受风寒而使病情加重。

（4）睡眠时枕头不应太高。

2. 肩关节周围炎

肩关节周围炎简称肩周炎，是肩关节囊及其周围组织病变而引起肩关节疼痛和活动受限的一种常见病，又称冻结肩、肩凝症或五十肩。本病可由外伤、慢性劳损、受凉、较长时间不活动等因素引发，好发于 40 岁以上的中老年人，女性多于男性。

【表现】

起病缓慢，多数无外伤史，病程较长，表现为肩部疼痛，可放射到颈部、前臂和手，可引起肌肉痉挛，晚间疼痛加重，常半夜痛醒，穿脱上衣时疼痛加剧，严重者甚至不能洗脸、梳头，肌肉无力，肩关节活动受限，尤其是外展、后伸等动作。

【治疗方法】

治法一

取穴：肩外俞、肩髎、臑俞穴。

操作：采用留罐法。患者取坐位或侧卧位（患肩在上），用闪火法将罐吸拔在穴位上，留罐 20 分钟，每日 1 次，5 次为一个疗程。

治法二

取穴：肩髎、天宗、曲池、大杼穴、肩井、肩贞、外关、臂臑穴。

操作：每次选用一组穴位，两组交替使用，采用留罐法。患者取坐位，用闪火法将中等大小的火罐吸拔在穴位上，留罐 10~15 分钟，每日 1 次。

治法三

取穴：病变局部。

操作：采用走罐法。患者取坐位，局部涂凡士林或其他润滑油，以肩峰端为中心，拔罐后，向四周作环形推动，要求缓慢，不用蛮力，以局部皮肤潮红或紫红为度。

治法四

取穴：疼痛最明显点。

操作：采用刺络拔罐法。对局部进行常规消毒后，用消毒的三棱针迅速刺入穴位及其周围有瘀血现象的静脉血管，深度为 0.1~0.3 厘米，随即迅速退出，使血液流出，出血量以 10~20 毫升为佳，血止后

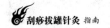

拔罐，留罐 5 分钟，每 15~20 日 1 次，约需 1~3 次。

治法五

取穴：患侧肩髎、肩贞、膈俞、天宗、曲垣、肩外俞穴。

操作：每次选用 2~3 个穴位，采用刺络拔罐法，对局部皮肤进行常规消毒后，用三棱针每穴迅速点刺 3~5 下，再用闪火法拔罐，留罐 5~10 分钟，以出血 5~8 毫升为宜，每日 1 次，15 日为一个疗程。

治法六

取穴：点刺穴位取肩前、肩髎、大椎穴，拔罐穴位取肩井、肩髎、天宗、肩贞、天泉、大椎穴。

操作：采用点刺加拔罐法。点刺穴位交替选用。对局部皮肤进行常规消毒后，将三棱针对准穴位迅速刺入 2~3 分，随即退针使其出血，如血流不畅，可在针孔周围挤压使其出少量血，用消毒棉球擦净；拔罐穴位用闪火法拔罐且可走罐治疗，每次 20 分钟，隔日 1 次，10 次为一个疗程。

小提示：

（1）治疗期间应注意肩部保暖，避免受寒。

（2）可配合使用针灸、按摩等疗法，同时应进行肩关节功能锻炼。

3. 急性腰扭伤

急性腰扭伤是指腰部活动不当所致的腰部软组织急性损伤，也称"闪腰"，是一种常见病，多由姿势不正、用力过猛、超限活动及外力碰撞等因素引起。多发生于青壮年体力劳动者。

【**表现**】

本病发生突然，有明显的腰部扭伤史，严重者在受伤时腰部有撕裂感和响声。伤后腰部立即出现剧烈的疼痛，当即不能活动，疼痛呈持续性。也有的当时并无明显的疼痛，可以继续工作，但休息后或次日出现腰部疼痛。表现为腰部剧烈疼痛，活动受限，不能挺直，行走不利，俯、仰、扭转困难，咳嗽、喷嚏、大小便可使疼痛加剧，严重者卧床不起。站立时往往用手扶住腰部，坐时用双手撑着椅子，可以减轻疼痛。

【治疗方法】

治法一

取穴：病变局部。

操作：采用留罐法。在病变局部以闪火法或投火法广泛拔罐，每日 1 次，一般 3 次可治愈。

治法二

取穴：大肠俞、血海、委中、阿是穴。

操作：采用留罐法。患者取坐位，用闪火法将中等大小的火罐吸拔在穴位上，留罐 10~15 分钟，每日 1 次。

治法三

取穴：腰骶关节处、髂后上棘处（双侧）。

操作：采用留罐法。患者取俯卧位，用闪火法将火罐吸拔在所选部位，留罐 15~20 分钟，每日 1 次，1~3 次即可治愈。

治法四

取穴：健侧养老穴，损伤局部。

操作：采用针后加火罐法。在穴位处快速进针，提、插、捻、转得气后出针，然后在损伤局部用闪火法拔罐 2~3 枚，留罐 30 分钟，取罐后在患部用手掌面由轻—重—轻按摩数分钟。

治法五

取穴：压痛点。

操作：采用刺络拔罐法。找到明显的压痛点后，对局部进行常规消毒，用皮肤针叩打至渗血，再拔火罐，留罐 10 分钟。

治法六

取穴：委中穴。

操作：采用刺络拔罐法。患者取俯卧位，对局部进行常规消毒后，用三棱针快速点刺，使其出血，迅速拔罐，留罐 10 分钟，出血约 5 毫升。此法治疗腰扭伤效果较好，一般一次治愈。

治法七

取穴：委中、肾俞、阿是穴。

操作：采用刺络拔罐法。对局部皮肤进行常规消毒后，用三棱针点刺出血，然后拔罐，留罐 15 分钟。

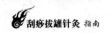

治法八

取穴：疼痛部位的压痛点或典型的瘀滞点。

操作：采用刺络拔罐法。患者取俯卧位，对局部皮肤进行消毒后，用三棱针点刺出血，然后拔罐 2~5 次，每次留罐 15~20 分钟，直到不出瘀血为止。每日 1 次。

小提示：

（1）发病后应卧床休息，使用硬板床。

（2）注意腰部保暖，避免风寒。

（3）可配合使用针灸、理疗等方法。

（4）疼痛减轻后可适当进行腰背肌功能锻炼。

4. 腰肌劳损

腰肌劳损是由于外力经常反复地牵拉或挤压，造成腰部肌肉、韧带、筋膜、椎间盘乃至椎骨的慢性损伤，是一种常见病。本病的发生主要是因为长期保持不良姿势工作或学习，使腰肌长时间处于牵拉状态所致。此外，急性腰部损伤治疗不当及腰椎畸形都可引起本病。

【表现】

主要表现为腰部疼痛，疼痛性质为酸痛、胀痛、钝痛或隐痛，反复发作，劳累后加重，休息后可减轻。腰部活动多无异常，少数患者可有腰肌痉挛，腰部活动受限，腰部可有广泛压痛。

【治疗方法】

治法一

取穴：膈俞、委中、次髎、三阴交穴。

操作：采用留罐法。患者取坐位，用闪火法将中等大小的火罐吸拔在穴位上，留罐 10~15 分钟，每日 1 次。本法适用于瘀血型，表现为腰部刺痛，位置固定，转侧不利，夜间加重，舌质紫暗或有瘀斑。

治法二

取穴：肾俞、次髎、关元俞、腰阳关穴。

操作：采用留罐法，用闪火法在穴位处拔罐，留罐 10~15 分钟；也可采用闪罐法，反复吸拔至皮肤潮红为止。

5．跟痛症

跟痛症指足跟底部局限性疼痛，是跟骨底面慢性劳损、跟骨骨刺、跟骨结节滑囊炎等所致。这是中老年较常见的一种慢性疾病，体形肥胖的妇女易患此症。

【表现】

本病起病缓慢，可有几个月或几年的病史，主要表现为足跟疼痛，疼痛部位一般比较固定，有明显的压痛点，可伴有足底胀麻感或紧张感。早晨起床后刚开始站立或走动时疼痛剧烈，长期站立或行走可使疼痛加重，休息后则减轻，温热时感觉舒适，遇冷后病情加重。

【治疗方法】

取穴：疼痛局部。

操作：采用闪罐法，病人取俯卧位，患侧腿屈膝 90°，足底向上，在疼痛局部闪罐，罐热后，将罐体翻转，以烫手的罐底按压疼痛局部，至罐温与体温接近为止，反复 5 次。

小提示：

（1）采用拔罐方法治疗时，可配合使用针灸、热敷等方法。
（2）急性期应注意休息，减少站立和行走。
（3）患者可以穿软底鞋或在鞋内放置海绵垫，以减轻疼痛。

6．落枕

落枕是指急性单纯性颈项强痛、活动受限的一种病症。多因体质虚弱，劳累过度，睡眠时头颈部位置不当，或枕头高低不适或太硬，使颈部肌肉（如胸锁乳突肌、斜方肌、肩胛提肌等）过长时间维持在过度伸展位或紧张状态；或因患者事前无准备，致使颈部突然扭转；或肩扛重物，颈部肌肉扭伤或引起痉挛等均可致落枕引起颈部肌肉静力性损伤或痉挛。本病无论男女老幼皆可发生，是临床常见多发病。临床主要表现为颈部肌肉强直、酸胀、转动失灵、强行则痛。轻者可自行痊愈，重者可延至数周。

本病又称"颈部伤筋"，归属于祖国医学的"失枕""颈部伤筋"等病症范畴。多因起居不当、受风寒湿邪侵袭、寒凝气滞、经脉瘀阻所致。

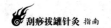
【治疗选穴】

主穴：颈部阿是穴、大椎、肩中俞、肩外俞。

【操作方法】

（1）采用真空拔罐疗法，取以上穴位单罐吸拔，留罐 10~15 分钟。

（2）选择大小适宜的罐，用闪罐法将罐吸拔于疼痛部位，沿着肌肉走行，在颈部来回推拉火罐，至疼痛部位皮肤出现红色瘀血为止。

皮肤科疾病

1. 白癜风

白癜风又称"白驳风"，是一种非常常见的皮肤病，男女均可发生，可见于任何年龄，但以青少年多见。本病是因为皮肤的局部色素脱失而产生的一块块白色斑块，多发生在颜面、手背等暴露在外的部位，虽然没有什么不适的感觉，但影响美观，所以患者感到很苦恼。本病的病因目前还不是十分清楚，可能与黑色素细胞毁损、自身免疫、遗传、精神神经因素等有关。

【表现】

本病可发生于任何部位，以面部、手背等处易发，常对称分布，也可单独散在，甚至沿皮神经呈节段状分布。本病病程缓慢，皮损处呈白色或乳白色的色素脱失斑，斑内毛发变白，边缘界线清楚，色素较深。急性疾病、精神刺激等因素可使白斑迅速扩大、增多。白斑大小不等，形态各异，一般无自觉症状。患处曝晒后易变红或产生水疱。

【治疗方法】

治法一

取穴：期门、合谷、内关、病变局部。

操作：采用留罐法。患者取坐位，用闪火法将中号火罐吸拔在穴位上，留罐 10~15 分钟，每日 1 次。本法适用于肝郁气滞型，表现为白斑淡红，因情志不畅而蔓延，舌苔白。

治法二

取穴：脾俞、中脘、病变局部。

操作：病变部位采用刺络拔罐法。对局部皮肤进行常规消毒后，用梅花针叩刺，然后旋转移动罐体至皮肤充血发红；脾俞、中脘穴采用留罐法，留罐 15~20 分钟，起罐后，均用艾条温灸 5~10 分钟。每日 1 次，5 次为一个疗程。

治法三

取穴：病变局部。

操作：采用刺络拔罐法。对病变局部进行常规消毒后，用三棱针在皮损中心点刺，呈梅花状，用火罐拔除污血。再外涂中药酊剂（红花、白蒺藜、川芎各等量，以适量 30％的酒精浸泡），并于日光下晒 15 分钟。每周 1~2 次，3 个月为一个疗程。

治法四

取穴：合谷、阴陵泉、足三里、三阴交、病变局部。

操作：采用刺络拔罐法。患者取坐位，对局部皮肤进行常规消毒后，用梅花针叩刺，然后用闪火法将中号玻璃火罐吸拔在叩刺部位，留罐 10~15 分钟，每日 1 次。本法适用于湿热郁积型，表现为白斑呈粉红色、遇热瘙痒、夏秋季扩展较快、舌红苔腻者。

治法五

取穴：病变局部。

操作：采用拔罐加中药外涂法。先用 75％酒精棉球反复清洁皮损区，根据皮损范围选择适当口径的火罐，要求火罐口径略大于皮损区，在皮损中央放置艾炷（约 2 厘米长的锥形艾炷），点燃艾炷，当燃至约 1/2 时，扣上火罐并轻压罐底，待罐内逐渐形成负压时艾炷自然熄灭，留罐 30 分钟，起罐后随即将药液（大黄、薄荷、蝉蜕各 100 克，补骨脂 50 克，清洗干净后加水 500 毫升，煎开 10 分钟后过滤而成）涂在局部数次，3 日 1 次，7 次为一个疗程。对面部无法拔罐者可采用湿巾热敷，待局部皮肤潮红可反复涂擦药液，对面积较大的皮损区可采用走罐法。

治法六

取穴：阿是穴。

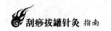

配穴：孔最、足三里、三阴交穴。

操作：取川芎、木香、荆芥各 10 克，丹参、白蒺藜、当归、赤芍、丹皮各 15 克，鸡血藤 20 克，灵磁石 30 克，放入适量 95％酒精中浸泡 10 天，去渣取汁 200 毫升，贮藏在玻璃瓶中密封备用。白斑范围小的用 1 只火罐吸拔在皮损处，白斑范围较大的，取 2~5 只火罐在皮损边缘处拔罐。配穴每次取一侧穴，每侧穴位连续拔罐 10 次，再改取另一侧，交替进行。用指头大小的脱脂棉球放到药液中浸透，然后将其贴在火罐的中段，用火点燃吸拔在所选部位，留罐 15~20 分钟。皮损处起罐后涂上中药酊剂（红花、白蒺藜、川芎各等分，用适量 30％酒精浸泡），并在日光下晒 5~20 分钟。每日 1 次，30 次为一个疗程。

小提示：

（1）本病需要长时间的治疗，所以患者要有耐心，坚持治疗，不要半途而废。

（2）本病治疗的同时需要晒太阳，但在夏季阳光充足时不可晒的时间过长，以免晒伤皮肤。

2. 银屑病

银屑病是常见的慢性炎症性皮肤病，中医常称"牛皮癣""白疕"等，其特征是在红斑上反复出现多层银白色干燥鳞屑。本病的发生与精神神经、酶代谢紊乱、内分泌、感染、外伤、寒冷潮湿、遗传等因素有关。临床上分为寻常型、关节型、脓疱型和红皮症型 4 种类型。本病以青壮年多见，也可发生于任何年龄。

【表现】

（1）寻常型：本病好发于头皮、四肢伸侧和骶部。开始为炎性红丘疹，常融合成片，呈点滴状、钱币状、地图状、斑块状等形状，大小不等，边缘清楚，上面覆盖白色的鳞屑，鳞屑容易剥落，剥去鳞屑后有发亮的红色薄膜，上面可见点状出血。本病病程缓慢，易反复发作，大多进入冬春之季复发作加剧，到夏季则减轻，可有不同程度的痛痒。不同部位病变可有不同的表现，累及头皮，表现为边界清楚的暗红色斑，上面覆盖着很厚的灰白色或灰黄色的鳞屑，头发被鳞屑簇集在一起而呈束状，但不脱发断发，皮损常发生于发际边缘；如累及指（趾）甲，则甲板可出现点状小凹陷，较严重者甲板增厚变脆，有沟纹，或与甲床分离。

（2）关节型：有关节的病变，病变常发生在银屑病之后，也可先于银屑病出现，多侵犯小关节（如指、趾关节），有时也侵犯肘、骶髂关节和椎间关节等，导致关节肿胀疼痛，活动受限制，关节僵硬或变形，可有发热、疲乏不适等全身症状。

（3）脓疱型：在红斑上出现密集的针尖至粟粒大小的脓疱，小脓疱很快融合成片状。常伴有发热、疲乏不适、关节疼痛等全身症状。

（4）红皮症型：此型大多因为治疗不当引起。患者全身皮肤呈现弥漫性潮红、肿胀，每日有大量鳞屑脱落，头皮有厚积鳞痂，指（趾）甲混浊、增厚、变形或脱落，口、咽、鼻、眼结膜充血，常伴有发热、畏寒、头痛、疲乏不适等全身症状。

【治疗方法】

治法一

取穴：肝俞、膈俞、血海、三阴交穴。

操作：双侧穴位交替使用，采用留罐法。患者取坐位，用闪火法将中等大小的玻璃罐吸拔在穴位上，留罐 10~15 分钟，每日 1 次。

治法二

取穴：大椎、曲池穴。

操作：采用刺络拔罐法。对局部进行常规消毒后，用消毒的三棱针点刺，挤出几滴血，再在大椎穴处拔罐，留罐 5~10 分钟，出血 1~5 毫升，每日 1 次，10 次为一个疗程，疗程间休息 5 日。

治法三

取穴：大椎、陶道（主治全身病变）、肩胛冈（主治背及上肢病变）、肩髎（主治上肢病变）。

操作：采用刺络拔罐法。对局部进行常规消毒后，用三棱针在选定的穴位上点刺，然后用闪火法拔火罐，留罐 10~15 分钟，以拔出少许血液为度，每日或隔日 1 次；残留的少数皮损可沿皮损四周和中间进行雀啄样点刺，然后拔罐，留罐 10~15 分钟，每日 1 次。

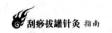

治法四

取穴：大椎、陶道、曲池、肾俞、皮损局部。

操作：采用刺络拔罐法。对局部进行常规消毒后，用三棱针点刺或梅花针叩刺，以微出血为度，然后加拔火罐，留罐 10~15 分钟，每日或隔日 1 次，10 次为一个疗程。

治法五

取穴：大椎、风门、血海、膈俞穴。

操作：采用刺络拔罐法。患者取坐位，对局部皮肤进行常规消毒后，用针点刺，再用闪火法将中等大小的玻璃罐吸拔在穴位上，留罐 10 分钟，每日 1 次。

治法六

主穴：大椎、陶道、阿是穴。

配穴：皮损在头部者加四神聪、上星、头维穴；在颈项部加翳明穴；在背部加天宗、肝俞、脾俞穴；在上肢者加肩髃、曲池穴；在腰部加肾俞穴；在下肢加环跳（在尾骨尖旁开 3 寸处）、血海、梁丘、阳陵泉穴。

操作：一般只选用主穴，效果不佳时可加配穴，配穴按皮损分布及消退情况有顺序地由上到下选择，如背部皮损未退或未完全退净不宜取腰以下穴位，大椎、陶道每次选 1 个，交替使用，阿是穴仅在残留皮损时使用，配穴取 1~2 个。采用刺络拔罐法，对局部皮肤进行常规消毒后，用三棱针在选定的穴位上点刺，点刺宜轻、浅且快，然后用闪火法拔火罐，以拔出 0.3~0.4 毫升血液为宜，留罐 10~15 分钟，头顶部穴位可只点刺不拔罐，残留的少数皮损可沿皮损四周和中间进行雀啄点刺，然后拔罐。每日或隔日 1 次，15 次为一个疗程，疗程间隔 3~5 日。

治法七

取穴：大椎、陶道、肝俞、脾俞穴。

操作：每次选 1~2 个穴位，采用刺络拔罐法。对穴位局部进行常规消毒后，用三棱针点刺，然后在穴位上拔罐，留罐 5~10 分钟，隔日 1 次，10 次为一个疗程。

小提示：

（1）在治疗期间可配合使用药物、针灸等方法。

（2）治疗期间应养成合理的饮食习惯，忌食鱼、虾等食物，禁止喝酒。

（3）注意保暖，防止感冒，以免加重病情。

（4）平时应加强体育锻炼，保持心境平和。

（5）病变局部不要搔抓，不要使用碱性强的肥皂。

3．湿疹

湿疹是全身均可出现的以糜烂、瘙痒、红疹为主症的常见皮肤病，特点是多形性损害，常对称分布，自觉瘙痒，反复发作，易演变成慢性湿疹。男女老幼皆可发病，且无明显季节性，但有冬季常复发的现象。一般分为急性、亚急性和慢性3类，可广泛发于全身，也可局限于某些部位。

【表现】

（1）急性湿疹：起病较快，可发于身体任何部位，亦可泛发全身，多对称分布，也有不对称的。皮疹开始时局部出现片状水肿性红斑，逐渐向四周扩展，同时在红斑上或周围皮肤出现数量较多的红色丘疹，可演变为丘疹、水疱或脓疱，破损后发生糜烂、渗液，接着便结痂、脱屑，常自觉剧烈瘙痒，病程2~4周，愈后容易复发，感染严重时可出现发热、全身不适等症状。

（2）亚急性湿疹：多由急性湿疹迁延而成，也可由慢性湿疹加重所致。红肿、水疱及渗出等减轻，开始脱屑、结痂，以丘疹、丘疱疹或小片状糜烂为主，常自觉瘙痒，或患处有干裂感。

（3）慢性湿疹：多由急性、亚急性湿疹演变而来，少数也有发病初期就表现为慢性。患处皮肤粗糙、增厚、变硬，呈暗红色或暗褐色，边界清楚，部分呈苔藓样，并有色素沉着，外周可有丘疹或丘疱疹。自觉瘙痒，有时较剧烈。病程缓慢，常时轻时重，迁延数月不愈。

【治疗方法】

治法一

取穴：膈俞、血海、三阴交、足三里穴。

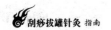

操作：双侧穴位交替使用，采用留罐法。用闪火法将中等大小的火罐吸拔在穴位上，留罐10分钟，每日1次。本法适用于血虚风燥型，表现为病情缠绵不愈，反复发作，患部皮肤增厚、粗糙，肤色暗，色素沉着，脱屑，舌淡苔白。

治法二

取穴：脾俞、足三里、阴陵泉、三阴交穴。

操作：双侧穴位交替使用，采用留罐法。用闪火法将中等大小的火罐吸拔在穴位上，留罐10~15分钟，每日1次。本法适用于湿热型，表现为皮损局部糜烂，渗液较多，瘙痒剧烈，伴有身热，疲乏，便秘或腹泻，舌苔黄腻。

治法三

取穴：大椎、委中穴。

操作：采用刺络拔罐法。对局部进行常规消毒后，用消毒的三棱针点刺，用闪火法将直径为2~3厘米的玻璃火罐吸拔在穴位皮肤上，可以看到每个针孔有血液流出，皮肤充血发红即可起罐。每周2次，6~8次为一个疗程，本法适用于急性炎症期。

治法四

取穴：丘疹、水疱及苔藓样病变局部。

操作：采用刺络拔罐法。对病变局部进行常规消毒后，用1寸毫针或三棱针迅速点刺，然后立即拔上火罐，以吸出少量血液及渗液为佳。本法适用于湿热型，表现为皮损局部糜烂，渗液较多，瘙痒剧烈，伴有身热，疲乏，便秘或腹泻，舌苔黄腻。

治法五

取穴：大椎、肺俞、陶道、委阳、血海、曲池、病变局部。

操作：采用刺络拔罐法。患者取俯卧位，暴露后背及双腿腘窝处，对局部进行常规消毒后，用消毒的三棱针快速点刺大椎、肺俞、陶道、委阳穴，在点刺部位加拔火罐，留罐10~15分钟后起罐。然后在血海、曲池及病变局部用同样方法进行刺络拔罐，隔日1次，3次为一个疗程。

治法六

取穴：大椎、委阳穴。

操作：采用刺络拔罐法。患者取俯卧位，暴露后背上部和双腿腘窝处，对局部进行常规消毒后，用三棱针快速点刺肺俞穴，然后用手指挤压针眼周围，使之有血滴时，马上在穴位上拔火罐，然后在委阳穴点刺拔火罐，均留罐10~15分钟，隔日1次，3次为一个疗程。

小提示：

（1）治疗期间应避免接触刺激性物品，不要用过热的水清洗患部，避免暴晒、搔抓。

（2）患病期间应注意饮食，少吃辛辣和易引发过敏的食物，忌烟酒，不喝浓茶及咖啡。

（3）急性期应使用抗过敏药。

（4）对不适宜直接拔罐的部位，如手、阴囊等处可以采用艾条温和灸法，配合拔罐治疗。

4. 风疹

风疹是由风疹病毒引起的一种急性呼吸道传染病，好发于冬春季节，经空气飞沫传播，感染后18天左右患病，病后有持久的免疫力。本病多发于儿童，成人也可发病。妊娠妇女患风疹后可导致流产、死胎或胎儿畸形。

【表现】

早期有低热、轻度头痛、流鼻涕、打喷嚏、咽痛、咳嗽、乏力等症状，耳后、后颈部及枕部淋巴结肿大，有轻度压痛。在发热1~2天后出红色斑丘疹，先发于面部，很快便波及全身，出疹期发热高达38~39℃。2~3天后皮疹消退，疹退后不留痕迹。

【治疗方法】

取穴：神阙穴。

操作：采用留罐法，在脐部拔罐，留罐5分钟，起罐后再拔罐5分钟，如此反复3次，共15分钟，每日1次。

5. 荨麻疹

荨麻疹是一种常见的过敏性皮肤病，病因复杂，常见的有食物、

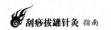
药物、遗传、各种感染、动物羽毛、花粉、冷、热、日光等因素。可分为急性和慢性两种：急性荨麻疹在数日到两星期停止发疹；慢性荨麻疹可反复发作，经年累月不愈。

【表现】

临床表现为大小不等的局限性风疹块，形态不一，呈鲜红色、暗红色或苍白色，微高出于皮肤，瘙痒剧烈，一般几分钟到几小时消退，消退后不留任何痕迹。可伴有恶心、呕吐、头痛、腹痛、腹泻、胸闷、气短、呼吸困难、心慌等症，严重者可发生过敏性休克。

【治疗方法】

治法一

取穴：大椎、曲池、风池、风门、血海穴。

操作：采用留罐法，患者取坐位，用闪火法将中等大小的火罐吸拔在穴位上，留罐10~15分钟，每日1次。本法适用于风寒束表型，表现为皮疹色白，遇冷或风吹加重，遇热则缓解，舌苔薄白。

治法二

取穴：风门、膈俞、脾俞穴，气海、血海、足三里穴。

操作：每次选一组穴位，两组交替使用，采用留罐法。患者取坐位，用闪火法将中等大小的火罐吸拔在穴位上，留罐5~10分钟，每日1次。本法适用于气血两虚型，表现为皮损反复发作，迁延日久，疹块色淡，劳累加重，伴有头晕，心悸，失眠，神疲乏力，食欲不振，舌淡胖，苔薄或少苔。

治法三

取穴：神阙穴。

配穴：风寒束表者（表现为皮疹色白，遇冷或风吹加重，遇热则缓解，舌苔薄白）加大椎、风门、曲池、血海穴；风热客表者（表现为皮损色红，灼热剧痒，遇热加重，口渴，咽干，心烦，舌红，苔薄黄）加风门、风池、曲池、风市、膈俞、血海穴；脾胃湿热者（表现为皮疹成片、色红，脘腹胀痛，食欲不振，恶心、呕吐，神疲乏力，泄泻或便秘，小便短赤，舌红苔黄腻）加天枢穴；气血两虚者（表现为皮损反复发作，迁延日久，疹块色淡，劳累加重，伴有头晕，心悸，失眠，神疲乏力，食欲不振，舌淡胖，苔薄或少苔）加脾俞、气海、膈俞、血海穴；冲任失调者（多见于女性患者，发疹与月经周期有关，常在月经前 2~3 天发生，月经干净后消失，但在下次月经来潮时又发作，伴有月经不调，经行腹痛，色紫，有血块，舌质紫暗或有瘀斑）加肝俞、期门、关元、血海穴；伴有腹痛者加中脘、气海穴；上肢出疹加曲池穴，下肢出疹加血海穴，顽固者加大椎、肺俞、脾俞穴。

操作：采用留罐法。患者取仰卧位，用闪火法将大号或中号火罐迅速吸拔在神阙穴上，留罐 5 分钟，起罐后以同样方法再拔一次，连拔 3 次为 1 次治疗；配穴每次选用 1~2 个，用闪火法拔罐，留罐 10~15 分钟。每日 1 次，6 次为一个疗程，疗程间休息 3~4 日。

治法四

取穴：肝俞、膈俞，关元、期门、血海、三阴交穴。

操作：每次选一组穴位，两组交替使用，采用留罐法。患者取坐位，用闪火法将中等大小的火罐吸拔在穴位上，留罐 10~15 分钟，每日 1 次。本法适用于冲任失调型，见于女性患者，发疹与月经周期有关，常在月经前 2~3 天发生，月经干净后消失，但在下次月经来潮时又发作，伴有月经不调，经行腹痛，色紫，有血块，舌质紫暗或有瘀斑。

治法五

取穴：心俞、肺俞、肝俞、肾俞、脾俞、膈俞穴。

操作：患者取俯卧位，心俞、肺俞、肝俞、肾俞、脾俞穴先闪罐后留罐，每穴闪罐约 2 分钟，直至皮肤潮红，然后留罐 8~10 分钟；膈俞穴采用刺络拔罐法，对局部皮肤进行常规消毒后，用梅花针叩刺，直至局部隐隐出血，然后闪罐 5~10 下，吸出血液约 1 毫升，把罐内的瘀血用消毒棉球擦干净，并留罐 5 分钟。

治法六

取穴：曲池、天枢、内关、足三里、三阴交穴。

操作：双侧穴位交替使用，采用刺络拔罐法。患者取坐位，对局部皮肤进行常规消毒后，用针点刺，然后用闪火法将中等大小的火罐吸拔在穴位上，留罐 5~10 分钟，每日 1 次。本法适用于脾胃湿热型，表现为皮疹成片、色红，并伴有脘腹胀痛，食欲不振，恶心，呕吐，神疲乏力，泄泻或便秘，小便短赤，舌红苔黄腻。

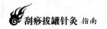

小提示：

（1）患病期间应忌食鱼、虾、蟹、辣椒、酒等刺激性食物。

（2）慢性荨麻疹患者应尽可能查明其病因，并针对病因进行根本性治疗。

（3）病变部位严禁搔抓，以免引起感染。

（4）尽可能找出发病诱因并尽早除去，如食用某种药物或食物，接触某种致敏物，吸入花粉、动物皮屑、羽毛、灰尘、蓖麻粉等。

（5）平时保持精神欢乐，心情舒畅，并加强体育锻炼，以增强体质。

（6）注意气温变化，随气温变化增减衣服。

（7）病情严重者，尤其是有过敏性休克或喉头水肿时，必须立即送医院救治。

6. 皮肤瘙痒症

皮肤瘙痒症是一种临床上无原发性皮肤损害而以瘙痒为主的皮肤病，多见于 60 岁以上的老年人。中医称为"痒风"或"风瘙痒"。瘙痒的发生与季节、天气变化、疾病和机体代谢等因素有关。

【表现】

皮肤瘙痒，痒感时轻时重，夜间尤甚，以致常常夜不安眠，皮肤较干燥，常起屑，有时因搔抓，可见抓痕。

【治疗方法】

治法一

取穴：肝俞、膈俞、血海、三阴交穴。

操作：采用留罐法。患者取坐位，用闪火法将中等大小的玻璃火罐吸拔在穴位上，留罐 10~15 分钟，每日 1 次。本法适用于血热化燥型，表现为皮肤瘙痒，色红，灼热，遇热加重，伴有口干，心烦，尿赤，舌红，苔黄。

治法二

取穴：风池、曲池、血海穴。

操作：采用留罐法。患者取坐位，用闪火法将中等大小的火罐吸拔在穴位上，留罐 10~15 分钟，每日 1 次。本法适用于湿热郁滞型，表现为多发于夏秋季节，患部皮肤潮湿，搔抓后易破溃，舌苔薄腻。

治法三

取穴：神阙穴。

操作：采用留罐法。患者平卧，将火罐吸拔在穴位上，要求吸力要大，留罐 5 分钟，每日 1~2 次。

治法四

取穴：足太阳膀胱经的风门至关元俞，督脉的大椎至命门。

操作：采用走罐法。患者取俯卧位，在所选部位涂一层液体石蜡，用闪火法将大号玻璃火罐吸拔在皮肤上，沿督脉及膀胱经上下来回走罐约 2~3 遍，至皮肤潮红为度，然后在大椎、肺俞、脾俞、膈俞、肾俞处留罐 10~15 分钟。每周 2~3 次，10 次为一个疗程。

小提示：

（1）积极治疗原发病，如肝胆疾病、习惯性便秘、糖尿病等。

（2）消除诱因，不吃易致敏及刺激性的食物，如鱼、虾、蟹及辛辣食物等，最好不吸烟，不喝酒、浓茶及咖啡。

（3）注意保持皮肤清洁，可使用一些保湿护肤品。

（4）不用碱性强的肥皂洗浴，瘙痒处尽量不要搔抓、避免摩擦。

（5）应穿着柔软宽松的内衣，最好是棉织品，不要穿化纤内衣。

（6）坚持体育锻炼，提高机体抗病能力。

（7）保持精神愉快，避免不良情绪。

7. 冻疮

冻疮是冬季常见的疾病，多见于儿童、青年女性或周围血循环不良者。

【表现】

常发生在手背、手指、足趾、足跟、足缘、耳郭、面颊等部位。局部表现为局限性暗紫红色肿块，按压可褪色，严重时可产生水疱，疱破后形成糜烂。局部有肿胀感、瘙痒，遇热后加剧，溃烂后疼痛。

【治疗方法】

取穴：足三里、命门、脾俞、肾俞穴。

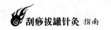

配穴：病位在手加外关、中渚穴，病位在足加冲阳、阳交穴。

8. 药物性皮炎

药物性皮炎也叫药疹，是各种药物通过各种不同途径进入体内而引起的皮肤黏膜反应，称为药疹或药物性皮炎。药物不仅通过内服和注射，而且可通过栓塞、含片、吸入、灌肠、漱口及外用（包括滴眼、滴鼻）等途径进入体内而引起药疹，任何年龄均可发生。一般说来，以西药导致的情况较多，中草药很少引起药疹。

【治疗方法】

【选穴】曲泽、尺泽、内关、曲池、合谷、足三里、血海、三阴交。

【操作方法】留罐法，取上穴留罐 5~10 分钟，每日 1 次，15 次为一个疗程。

9. 接触性皮炎

接触性皮炎是因接触某些物理、化学、生理等刺激而引起的皮肤炎症，多发生在皮肤裸露部位。临床表现为：接触部位或扩展到身体的其他部位肿胀、瘙痒、红斑、丘疹、烧灼及胀痛，甚则起水疱或大疱以至坏死溃疡等。有的并伴有无力、头痛、头胀等全身症状。中医认为本病系风毒袭表、湿热内蕴、热毒壅遏、气血失和所致，治宜疏风散邪、清热解毒、利湿止痒之法。

【治疗方法】

【选穴】尺泽、曲池、曲泽、合谷、委中。

【操作方法】取上穴，以单纯留罐法吸拔穴位，留罐 10 分钟，每日 1 次。

10. 神经性皮炎

神经性皮炎是一种皮肤神经功能障碍性疾病，以阵发性皮肤瘙痒和皮肤苔藓化为主症，发病和神经精神因素及某些外在刺激因素有关。好发于颈后及两侧、肘窝等处。皮疹不甚广泛或仅限于上述部位时，称局限性神经皮炎；皮疹分布广泛，除局限型所涉及的部位外，眼、脸、头皮、躯干及四肢均受累时，则称为泛发性神经皮炎。

本病初发时局部皮肤瘙痒，因不断搔抓，渐渐出现圆形或多角形的扁平丘疹。疹的颜色和正常皮肤颜色相同或带褐色，表面很少有鳞屑。久之，皮肤逐渐变后变硬，成为一块界限清楚的椭圆形或不规则斑块。斑块表面粗糙，皮沟显著加深，皮脊隆起，很像一块粗糙的牛皮，叫苔藓样改变。皮损部位干燥，不流水，也有时发性糜烂，奇痒无比，夜间尤甚。病程缓慢，时轻时重，反复发作。临床上分为局限型和泛发型两种。局限型好发于颈后或颈侧部位，约占 80%~90%，其次为肘伸面，会阴部；泛发型好发于颜面、四肢屈侧、手背等处。

【治疗方法】

【选穴】大椎，身柱，肺俞穴及病灶处。

【操作方法】取上 3 穴，采用刺络罐法或留针罐法，先用三棱针点刺或用毫针刺穴位得气，然后将罐吸拔在点刺或留针的穴位上。病灶局部施行皮肤针罐法（叩击出血）均留罐 10~15 分钟。起罐后病灶上加艾条温和灸约 15 分钟，每日 1 次。缓解后隔 1~2 日 1 次，10 次为一个疗程。

11. 带状疱疹

带状疱疹是一种病毒引起的皮肤病，可发生于身体任何部位，但以腰背为多见，故此俗称"串腰龙"。病人感染后，往往暂不发生症状，病毒潜伏在脊髓后根神经节的神经元中，在机体免疫功能减退时才引起发病，如感染、肿瘤、外伤、疲劳及使用免疫抑制剂时等。本病发于三叉神经、椎神经、肋神经和腰底神经的分布区，初起时患部有瘙痒、灼热或痛的感觉，有时有全身不适、发热、食欲不振等前驱期症状，随后有不规则的红斑、斑丘疹出现，很快演变成绿豆大小的集簇状水疱，疱液澄清，周围绕以红晕。数日内水疱干涸，可有暗黑色结痂，或出现色素沉着；与此同时不断有新疱出现，新旧疹群依神经走行分布，排列呈带状，故而得"带状疱疹"之名，疹群之间皮肤正常。有些患者皮损完全消退后，仍可留有神经痛，多数病人在发病期间疼痛明显，少数病人可无疼痛或仅有轻度痒感。中医认为，本病的发生多因情至内伤、肝郁气滞、日久化火而致肝胆火盛，外受毒邪

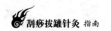

而发。中医学属缠腰火丹、缠腰龙、蜘蛛疮范畴。

【治疗方法】

【选穴】病灶处，大椎，灵台穴；大椎，肝俞；身柱，脾俞。

【操作方法】取一组穴，在病灶处采用单纯密排，或加艾条温和灸约 10~15 分钟，或用皮肤重叩，渗血后再施行密排罐法；大椎、灵台穴采用刺罐法，留罐 15 分钟。若局部疱疹溃破，渗液多时，可涂龙胆紫药水。取二组穴，采用刺络罐法，每次取 3 穴，点刺后拔罐 10~15 分钟，每日或隔日 1 次。

12. 痤疮

痤疮俗称"粉刺"，是毛囊皮脂腺的慢性炎症性疾病。雄性激素分泌增加使皮脂腺肥大，皮脂分泌增多，毛囊皮脂腺导管角化栓塞，皮脂淤积，被棒状杆菌分解，产生游离脂肪酸破坏毛囊壁，引发炎症。另外，饮食、气候、化学物质刺激可诱发本病。本病多发生于青春期男女，男性多余女性，青春期过后，大多自然痊愈或减轻。其基本病机为机体阳热偏盛，加上青春期生机旺盛，营血日渐偏热，血热外壅，气血郁滞，蕴阻肌肤所致。

痤疮常自青春期开始发生，好发于面、胸、肩等皮脂腺发达部位。皮损初起为圆锥形丘疹，与皮肤颜色一样，内含淡黄色皮脂栓。如毛囊口开放，皮脂栓顶端干燥污染而呈黑色，叫黑头粉刺。如毛囊口封闭或有细菌感染可形成脓疱、结节、囊腔。多无自觉症状或微痒，病程较长，时轻时重，多数到 25~30 岁左右逐渐自愈。

【治疗方法】

【选穴】大椎、身柱、肺俞穴及病灶处。

【操作方法】取上 3 穴，采用刺络罐法或留针罐法，先用三棱针点刺或用毫针刺穴位得气，然后将罐吸拔在点刺或留针的穴位上。病灶局部施行皮肤针罐法（叩击出血）或用敷蒜罐（将蒜捣烂敷在病灶上再拔罐），涂药罐（在病灶上涂 5%~10% 来苏水或 2.5% 碘酒），病灶宽者可多拔几个罐，均留罐 10~15 分钟。起罐后在病灶上加艾条温和灸约 15 分钟，每日 1 次。缓解后隔 1~2 日 1 次，10 次为一个疗程。

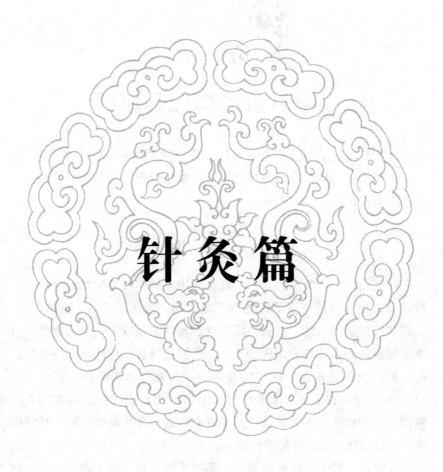

针灸篇

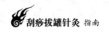

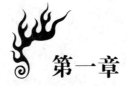

第一章

了解针灸的概念和原理

针灸是中医学的重要组成部分，是一种"内病外治"的医术，它具有鲜明的汉民族文化与地域特征，是基于汉民族文化和实践传统产生的宝贵遗产。

什么是针灸

针灸是针法和灸法的合称。针是利用不锈钢或其他材料制成的各种针具，刺入人体特定部位的皮下或肌肉，以通经活络、调整气血，达到防病治病的目的；艾灸是用艾叶制成的艾条或艾炷点火燃烧，直接或间接温灼人体特定部位的皮肤，以温通气血，达到防治疾病的目的。针与灸都是根据中医学的经络学说，通过体表的特定部位（穴位）来进行治病，在临床治疗时又常常并用，所以自古以来，人们就把这两种疗法并称为针灸。其中针刺疗法又分为新针疗法、耳针疗法、头针疗法及针刺麻醉等疗法。

针灸是一种中国特有的治疗疾病的手段，是一种"内病外治"的医术，是通过经络、腧穴的传导作用，以及应用一定的操作法，来治疗全身疾病的。在临床上按中医的望闻问切诊断出病因，找出疾病的关键，辨明它是属于表里、寒热、虚实中哪一类型，确定病变属于哪一经脉，哪一脏腑，然后进行相应的配穴处方，进行治疗。以通经脉，调气血，使阴阳归于相对平衡，使脏腑功能趋于调和，从而达到防治疾病的目的。

针法按针具分类，包括毫针、电针、水针、小针刀、三棱针、皮肤针、火针、皮内针、芒针、激光针、电热针、电火针、声电针、电磁针、微波针、指针以及穴位贴敷法、穴位埋线法等；按刺激的部位分类，包括体针、耳针、头皮针、眼针、鼻针、腕踝针、手针、足针等。灸法包括艾灸和非艾灸。

针灸是如何治病的

针灸为什么能治病，古今中外一直在研究，说法很多，但至今尚无定论。究其原因，主要是当今对调整人体机能的研究，常局限于神经反射、生化反应和生物分子物理运动的作用方面，而国内外对针灸的研究工作也因此常停留在这些范围内，未能深究到人体潜在功能的作用上。有学者认为，针灸穴位所引起的神经冲动，能激活人体的潜在功能，对人体以神经系统为主的各个系统、器官组织的功能产生强有力的调节作用，以防治各种疾病和抗衰老，这就是针灸的根本原理。

人体是一个非常精密、非常高级的生命体，它自身有着非常完善、非常复杂的自我调节机制。比如说，人体的某一部位不小心被划破了，机体会通过它的调节机制让伤口自己痊愈，而不需要治疗。正因为这样，人类才能在地球上不断地适应内外环境的变化，生存发展到了今天。而针灸对人体是一种刺激，人体的大脑接收到这一外界刺激后，很快就会激活它的调节机制对外界的这一刺激产生反应，而人体为适应针刺刺激所做出的调节过程也就是针灸的治病过程。这是从现代西医的角度来解释针灸的治病原理。

现代科学证实，人体的确有很多功能，其中仅有10%是显性的，经常在应用，而90%是潜在的，还未被激活利用。在漫长的进化过程中，人类从防御侵害、寻求食物和延续生命的三大活动中，历尽无数艰难险阻和疾病的折磨，为了适应环境从而进化出某些能力，其中有的功能由于一直在应用，则成为显性；有的功能虽已遗传下来，但

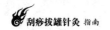

因后天环境的改变而逐渐不应用了，则成为潜在的。针灸只需在经络上相应地取穴和行针，就能够激活人体的潜在功能，发挥强有力的调整作用。这样能够提高治病疗效，而且对大量的难治杂病和绝症也有治疗作用，如男女性功能障碍、不孕不育、小睾丸、幼稚子宫、侏儒等，这也许就是经络诊治的奥秘。

针刺的施治器具

随着社会生产力的发展，针刺的工具也有了不断的改进。古代的针具除砭石外，还有骨针、竹针、陶针、青铜针、金针、银针，一直发展到今天的不锈钢针。金属针具的应用，萌芽于青铜器时代，在承袭砭石、针石、镵石的基础上，经过漫长的历史时期，不断改进和逐渐完善从而形成了"九针理论"。九针是指具有九种不同形状的金属针具，它们各自具有不同的治疗用途。九针的硬度可与砭石相媲美，其弹性、韧性、锋利程度更优于砭石，还可以制造得很精巧，在治疗上不仅保留了砭石切肿排脓的功能，而且由于它有九种不同的形状还极大地扩展了用途，具有多种治疗功能。

传统九针包括：

（1）镵针：针头大，针尖锐利，除去末端一分尖锐外，有1.5寸的针柄，共长1.6寸。镵针主要用来刺人体阳分的浅表部位，也可用于针刺皮肤疾患。

（2）圆针：针身为圆柱形，针尖椭圆如卵，长1.6寸。圆针主要用于治疗肌肉的病症，即主治邪在分肉之间的疾患，亦可作按摩用。

（3）鍉针：针身较大，针尖圆而微尖，如黍粟一样，长3.5寸。鍉针主要用于治疗血脉的病症，用以按摩经脉，而不致刺伤皮肤，陷入肌肉。

（4）锋针：针身为圆柱形，针锋锐利，三面有锋棱，长1.6寸。锋针可作刺络放血之用，主治痈疡痼症等疾患，也可以针刺筋的疾患。

（5）铍针：针身模仿宝剑的剑身，针尖形如剑锋之利，阔2.5分，长4寸，主治痈脓和寒热不调的病症，可用作切开痈疡排脓。凡痈脓疡者，可取铍针，也可以针刺骨的疾患。

（6）圆利针：针身略粗，针尖稍大，圆而锐利，长1.6寸，主治痈证和痹证，深刺之，可以治暴痛，此类针也用于调和阴阳。

（7）毫针：针尖纤细如蚊喙，长 3.6 寸。毫针最细，适于刺入各经的孔穴，既可祛除邪气又可扶养正气，主治寒热痹痛、邪在经脉的疾病，也可用来补益精气。

（8）长针：针身长，针尖锋利，长 7 寸，主治邪气深着，日久不愈的痹症。凡病在脏腑深层的疾患，可以取用长针，这种针也可以祛除风邪。

（9）大针：针尖形如杖，略圆，似锋针，长 4 寸。大针主治关节内有水汽停留的疾患，用以泄水。这种针也可用以通利九窍，祛除三百六十五节的邪气。

目前临床上以毫针应用最为广泛，有各种型号，其他的针具或不再使用，或发展成为新的针灸工具。如现在的皮肤针代替镵针，三棱针即锋针，火针代替大针，而芒针则由长针发展而来。现代的毫针基本上都是用不锈钢材料制作的，比古代的毫针要精细多了。为了保障病人安全，我国已制定了针灸针的相关的质量标准。通常，一根毫针的结构如下：

针尾：温针灸放置艾绒之处。

针柄：必须牢固、不能有锈蚀和松动。

针身：挺直、光滑、坚韧而富有弹性，无斑驳、锈痕，发生曲折则应停止使用。

针尖：形如松针，须无钩曲、卷毛，但不宜过于尖锐，须圆而不钝。

针刺的方向、角度和深度

1. 进针角度

针刺角度，是指进针时针身与皮肤表面所形成的夹角，它根据腧穴所在位置和医者针刺时所要达到的目的结合而定。

一般可分下列三种角度：

（1）直刺：针身与皮肤表面呈 90 度角或接近垂直刺入，常用于肌肉较丰厚的腰、臀、腹、四肢等部位的腧穴。

（2）斜刺：针身与皮肤表面呈 45 度角左右倾斜刺入，斜刺法适用

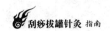

于针刺皮肉较为浅薄处，或内有重要脏器，或不宜直刺、深刺的腧穴和在关节部的腧穴。在施用某种行气、调气手法时，亦常用斜刺法。

（3）横刺：又称平刺或沿皮刺。即将针身倾斜与皮肤表面约呈15~25度角沿皮刺入。适用于皮肉浅薄处，有时在施行透穴刺法时也用这种角度针刺。如头皮部、颜面部、胸骨部腧穴。透穴刺法中的横透法和头皮针法、腕踝针法，都用平刺法。

2．针刺方向

针刺方向，是指进针时和进针后针尖所朝的方向，简称针向。针刺方向一般根据经脉循行方向、腧穴分布部位和所要求达到的组织结构等情况而定。有时为了使针感到达病灶，也可将针尖朝向病痛处。针刺方向虽与针刺角度相关，如头面部腧穴多用平刺，颈项、咽喉部腧穴多用横刺，胸部正中线腧穴多用平刺，侧胸部腧穴多用斜刺，腹部腧穴多用直刺，腰背部腧穴多用斜刺或直刺，四肢部腧穴一般多用直刺等。但进针角度主要以穴位所在部位的特点为依据，而针刺方向则是根据不同病症治疗的需要而定。仅以颊车穴为例，若用作治疗颔病、颊痛、口噤不开等症时，针尖朝向颞部斜刺，使针感放射至整个颊部；当治疗面瘫、口眼歪斜时，针尖向口吻横刺；而治疗疖腮时，针尖向腮腺部斜刺，治疗牙痛时则用直刺。

3．针刺深度

针刺深度，是指针身刺入腧穴皮肉的深浅。掌握针刺的深度，应以既要有针下气至感觉，又不伤及组织器官为原则。每个腧穴的针刺深度，在临床实际操作时，还必须结合患者的年龄、体质、病情、腧穴部位、经脉循行深浅、季节时令、医者针法经验和得气的需要等诸多因素作综合考虑，灵活掌握。正如《素问·刺要论》指出"刺有浅深，各至其理……深浅不得，反为大贼"，强调针刺的深度必须适当。怎样正确掌握针刺深度，必须注意以下几个方面：

（1）年龄

《灵枢·逆顺肥瘦》说："婴儿、瘦人，浅而疾之；壮士、肥人，深而留之；老年体弱，气血衰退；小儿娇嫩，稚阴稚阳，均不宜深刺。青壮之龄，血气方刚，可适当深之。"

（2）患者的体质、体形，有肥瘦、强弱之分

《素问·三部九候论》云："必先度其形之肥瘦，以调其气之虚实。"清代著名中医张志聪亦说："知形之肥瘦，则知用针之深浅。"可见，对形瘦体弱者，宜相应浅刺；形盛体强者，可适当深刺。

（3）部位

凡头面和胸背部腧穴针刺宜浅，四肢和臀腹部腧穴针刺可适当深刺。

（4）经络

经络在人体的分布和属性有深有浅，亦有属阴属阳之不同。古代文献认为，经脉较深，刺经可深，络脉较浅，刺络宜浅；阳经属表宜浅刺，阴经属里宜深刺。如《灵枢·阴阳清浊》所云："刺阴者，深而留之；刺阳者，浅而疾之。"大凡循行于肘臂、腿膝部位的经脉较深，故刺之宜深；循行于腕踝、指跖部位的经脉较浅，故刺之应浅。

（5）病情

《灵枢·卫气失常》指出"夫病变化，浮沉深浅，不可胜穷，各在其处。病间者浅之，甚者深之，间者小之，甚者众之，随变而调气"；《灵枢·终始》亦说"脉实者，深刺之，以泄其气；脉虚者，浅刺之，使精气无泻出，以养其脉，独出其邪气"，说明针刺深浅必须根据病性病机辨证而施。

（6）手法

《医学入门》云："补则从卫取气，宜轻浅而针，从其卫气随之于后而济其虚也；泻则从荣置其气，宜重深而刺，取其荣气迎之于前而泻夺其实也。"《难经》指出"刺营无伤卫，刺卫无伤营"，均说明针刺手法中的深浅要心中有数，有的放矢。如当深反浅，则未及于营而反伤于卫；当浅反深，则诛伐太过而损及于荣。

（7）时令

人体与时令息息相关，针刺必须因时而异。《素问·诊要经终论》说："春夏秋冬，各有所制。"在针刺深度上既要根据病情，又要结合

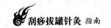

时令。《灵枢·本输》说:"春取络脉诸荥大经分肉之间,甚者深取之,间者浅取之;夏取诸输孙络肌肉皮肤之上;秋取诸合,余如春法;冬取诸井诸输之分,欲深而留之。"一般认为春夏宜浅刺,秋冬宜深刺,这个规律是根据《难经》所说的"春夏者,阳气在上,人气亦在上,故当浅取之;秋冬者,阳气在下,人气亦在下,故当深取之"。如果不按时令规律,那么就要像《素问·四时刺逆从论》指出的那样"凡此四时刺者,大逆之病,不可不从也。反之,则生乱气相淫病焉"。

(8)针感

施针时针下酸、麻、胀、重感应大、出现快的,以及精神紧张、惧怕针刺的患者,针刺应当浅些;感应迟钝或感应小的患者,针刺应当深些。正如《针灸大成》所说"凡刺浅深,惊针则止",意思是说针刺深浅从针感来讲,以得气为度。针刺的角度、方向和深度,这三者之间有着不可分割的关系。一般而言,深刺多用直刺,浅刺多用斜刺或平刺。对延髓部、眼区、胸腹、背腰部的腧穴,由于穴位所在处有重要脏腑、器官,更要掌握好针刺的角度、方向和深度,以防针刺意外的发生。

针刺的角度、方向、深度,是指毫针刺入皮下后的具体操作要求。在针刺操作过程中,掌握正确的针刺角度、方向和深度,是获得针感、施行补泻、发挥针刺效应、提高针治疗效、防止针刺意外发生的重要环节。取穴的正确性,不仅指其皮肤表面的位置,还必须与正确的针刺角度、方向和深度结合起来,才能发挥腧穴的治疗作用。因此,不能简单地将腧穴看作是一个小点,而应有一个立体的腧穴概念。临床上针刺同一个腧穴,如果角度,方向和深度不同,那么刺达的组织结构、产生的针刺感应和治疗的效果,都会有一定的差异。对于临床医生来说,针刺操作的熟练程度,是与其能否恰当地掌握好针刺的角度、方向和深度密切相关的。

4. 禁忌证

(1)患者在过度饥饿、暴饮暴食、醉酒后及精神过度紧张时,禁止针刺。对身体瘦弱、气虚血亏的患者,进行针刺时手法不宜过强,并应尽量选用卧位。

（2）妇女怀孕三个月者，不宜针刺小腹部的腧穴。孕妇的少腹部、腰骶部、会阴部及身体其他部位具有通气行血功效，针刺后会产生较强针感的穴位（如合谷、足三里、风池、环跳、三阴交、血海等），禁止针刺。月经期禁止针刺。妇女怀孕3个月以内者，下腹部禁针；怀孕3个月以上者，腹部及腰骶部不宜针刺。三阴交、合谷、昆仑、至阴等穴有通经活血作用，在怀孕期亦应予禁刺。如妇女行经时，若非为了调经，亦不应针刺。即使在平时，妇女也应慎用。对有习惯性流产史者，尤须慎重。

（3）有严重的过敏性、感染性皮肤病患者，以及患有出血性疾病（如血小板减少性紫癜、血友病等）者，不宜针刺。

（4）小儿囟门未闭时头顶部禁止针刺。

（5）重要脏器所在处，如胁肋部、背部、肾区、肝区不宜直刺、深刺，肝、脾肿大、肺气肿患者更应注意。大血管走行处及皮下静脉部位的腧穴如需针刺时，则应避开血管，使针刺斜刺入穴位。

（6）对于儿童、破伤风、癫痫发作期、躁狂型精神分裂症发作期等，针刺时不宜留针。

（7）有皮肤感染溃疡、瘢痕或肿瘤的部位，不宜针刺。

（8）常有自发性出血或出血不止的患者，不宜针刺。

5. 注意事项

（1）患者在过于饥饿、疲劳及精神紧张时，不宜立即进行针刺治疗。对身体瘦弱、气血亏虚的患者，应取卧位。针刺手法不宜过重。

（2）在对位于神经干或神经根部位的腧穴进行针刺时，如病人出现电击样放射感，应立即停针或退针少许，不宜再做大幅度反复捻转提插，以免损伤神经组织。

（3）针刺眼区和项部的风府、哑门等穴以及脊椎部的腧穴，要注意掌握一定的角度，更不宜大幅度的提插、捻转和长时间的留针，以免伤及重要组织器官，产生严重的不良后果。

（4）对尿潴留等患者在针刺小腹部腧穴时，也应掌握适当的针刺方向、角度、深度等，以免误伤膀胱等器官而出现意外事故。

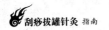

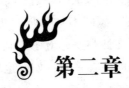

第二章

针法的基本操作方法

要了解针法的基本操作方法，不仅要了解行针的基本手法，如提插法、捻转法等；更要了解影响针灸治疗效果的各种因素，如辨证因素、穴位因素等。只有将各种因素结合起来研究，才能保证针灸疗法的顺利进展。

行针与得气

得气，古称"气至"，近称"针感"，是指毫针刺入腧穴一定深度后，施以提插或捻转等行针手法，使针刺部位获得"经气"感应，谓之得气。得气是针刺治疗过程中的重要参照因素，包括两个方面：一是病人对进针后的针刺感觉，又称"针感"，施术者根据针感掌握刺激的手法操作，以获得有效的刺激程度。二是施术者手指对针刺入皮肤以后的感觉，又称"手感"。施术者根据手感去寻找、调整针感，使针感达到治疗疾病所需要的程度。《金针梅花诗钞》指出："夫气者，乃十二经之根本，生命之泉源。进针之后，必须细察针下是否已经得气。下针得气，方能行补泻、除疾病。"

1. 得气的意义

得气，是施行针刺产生治疗作用的关键。得气与否及气至的迟速，不仅关系到针刺的治疗效果，也是判定患者经气盛衰、病后预后、正确定穴、行针手法、针治效应的依据。因此，在临床上若刺之而不得气时，就要分析经气不至的原因。或因取穴定位不准确，或为针刺角度有误，深浅失度，对此就应重新调整腧穴的针刺部位、角度、深度。另外还应运用催气、候气法。古今医家无不重视针刺得气，得气的意义如下：

（1）得气与否和疗效有关。《灵枢·九针十二原》说："刺之要，气至而有效。"针刺的根本作用在于通过针刺腧穴，激发经气，调整阴阳，补虚泻实，达到治病的目的。针刺气至，说明经气通畅，气血调和，并通过经脉、气血的通畅，调整"元神"（人体内在调节功能），使元神发挥主宰功能，则相应的脏腑器官、四肢百骸功能亦起到平衡协调，从而祛除病痛。所以，针刺得气与否和针治疗效有其密切的关系。

（2）得气迟速与疗效有关。针下气至的速迟，虽然表现于腧穴局部或所属经络范围，但是能够观测机体的正气盛衰和病邪轻重，从而对判断病候好转或加重的趋向，以及针治效果的快慢等有一个基本了解。《针灸大成》说："针若得气速，则病易痊而效亦速也；若气来迟，则病难愈而有不治之忧。"一般而论，针后得气迅速，多为正气充沛、经气旺盛的表现。正气足，机体反应敏捷，奏效相应也快，疾病易愈。若针后经气迟迟不至者，多为正气虚损、经气衰弱的表现。正气虚，机体反应迟缓，收效则相对缓慢，疾病缠绵难愈。若经反复施用各种行针候气、催气手法后，经气仍不至者，多属正气衰竭，预后每多不良。临床常可见到，初诊时针刺得气较迟或不得气者，经过针灸等方法治疗后，逐渐出现得气较速或有气至现象，说明机体正气渐复，疾病向愈。

（3）得气是施行补泻手法的基础和前提。《针灸大成》说："若针下气至，当察其邪正，分清虚实。"说明针下得气，尚有正气、邪气之分。如何分辨，则需根据《灵枢·终始》所说"邪气来也紧而疾，谷气来也徐而和"的不同，辨别机体的气血、阴阳、正邪等盛衰情况，施以或补或泻的刺法。

2. 影响得气的因素

一般情况下，毫针刺中腧穴后，运用一定的行针手法即能得气。如不得气或气至不够理想时，就要分析原因，针对有关影响得气的因素采取相应方法，促使得气。影响针刺得气的因素很多，主要有下述几个方面：

（1）与患者有关的因素。针刺得气与患者的精神状态、体质强弱和机体阴阳盛衰等情况密切相关，一般来说，新病、体格强壮、病症属实者，针后出现感应较快、较强；久病体衰、病症属虚者，针下出现感应较慢、较弱，甚至不得气。有些患者阳气偏盛、神经敏感，容易得气，并可出现循经感传。多数患者机体阴阳之气无明显偏颇者，气血润泽通畅，脏腑功能较好，故针刺时感应既不迟钝，亦不过于敏感，得气适时而平和。如属阴气偏盛的患者，多需经过一定的行针过程方有感应，或出针后针感仍然明显存在等，因人而异。

（2）与医者有关的因素。"中气穴，则针游于巷"（《灵枢·邪气脏腑病形》)，如取穴不准，操作不熟练，未能正确掌握好针刺的角度、方向、深度和强度，或施术时患者的体位和行针手法选用不当等，都是影响针刺不能得气或得气较慢、较弱的因素。若医者在施术时精神不集中、注意力分散、不能"治神"，也会影响针刺得气。

（3）与环境有关的因素。环境对于机体无时无刻不在发生影响。就气候而言，在晴天、气候较温暖时，针刺容易得气；而阴天、气候较寒冷时，针刺得气较慢或不易得气。如《素问·八正神明论》所说："天温日明，则人血淖液而卫气浮，故血易泻，气易行。天寒日阴，则人血凝泣而卫气沉……是以因天时调气血也。"环境的因素很多，除气候的阴晴、冷热外，还有空气、光线、湿度、海拔高度、电磁、音响、气味、卫生等，都会对针刺得气产生直接或间接的影响。

3. 促使得气的方法

针刺时，如不得气或得气较迟者，在分析其原因后，要采取相应措施，促使得气，以发挥针刺治疗的效果。具体方法如下：

（1）纠偏法：腧穴是脏腑、经络之气输注于体表的特定部位，刺中腧穴，才能得气。针刺不得气或得气不满意，可能是因为腧穴的体表定位不准确，或者虽然腧穴定位准确而针刺入腧穴内的角度、方向、深度和强度不恰当所致。所以，针刺时既要取穴准确，更要掌握好不同穴位的针刺角度、方向、深度和强度，以得气为准。如果腧穴的定位偏差较大，应出针重新确定腧穴正确位置后，再行针刺。

（2）候气法：《针灸大成》说："用针之法，以候气为先。"当针下不得气时，需取留针候气的方法等待气至，此为静留针候气法。亦可采用间歇运针，施以提插、捻转等手法，以待气至，此为动留针候气法。总之，留针候气，要有耐心，不可操之过急。

（3）益气法：对于少数机体虚弱、正气不足而致针刺不易得气的患者，可根据其具体情况，在其他已得气的腧穴（如足三里、气海、关元等具有强身保健的腧穴）上加强补的手法，或在未得气的腧穴上施以温针灸法、艾灸法以温经益气；或加服适当的补益药物，使机体正气渐复，经气充实，促使针刺得气。

得气及其表现

针下是否得气，临床上可从两方面来分析判断，一是患者对针刺的感觉和反应，二是医者对刺手指下的感觉。当针刺腧穴得气时，患者的针刺部位有酸、胀、麻、重等自觉反应，有时或出现热、凉、痒、痛、抽搐、蚁行等感觉，或呈现沿着一定的方向和部位传导和扩散的现象。少数患者还会出现循经性肌肤抽动、震颤等反应，有的还可见到受刺腧穴部位循经性皮疹带或红、白线状现象。当患者有自觉反应的同时，医者的刺手亦能体会到针下沉紧、涩滞或针体颤动等反应。若针刺后未得气，患者则无任何特殊感觉或反应，医者刺手亦感到针下空松、虚滑。《灵枢·邪气脏腑病形》说"中气穴，则针游于巷"，就是对针下得气的描述。历代医家对针刺得气的临床表现也做了生动细致的形象描述，都说明了针刺得气的临床表现以及得气与未得气反应迥然不同的体会。

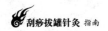
留针法

留针法是针刺施术过程中的一个重要环节，也是直接影响针刺疗效的重要因素之一。早在《灵枢·九针十二原》中就载有"毫针者，尖如蚊虻喙，静以徐往，微以久留之……"《医宗金鉴》又特设"留针歌"，并加注解说："留针者，凡出针至于天部，入针至于地部，须在皮肤肌肉间徐徐容留，令荣卫宣散，方可出针入针。"临床多用于对针感耐受性较差的慢性、虚弱性患者。此外，病情属虚或寒需行补法时，按"寒则留之"也用本法。

1．操作方法

（1）静留针法：将针刺入腧穴后，不行针，让其安静、自然地留置穴内，静留以待气至。

（2）动留针法：将针刺入腧穴先行针待气至后，留置一定时间，或在留针中间再施以行针手法后复留针，叫动留针法。本法主要用于针后气不至者，可时动针时留针，直至气至；气不至，无问其数，延长行针和留针时间，直到气至后出针。

（3）提留针法：将针由深部提至浅部，留置于皮下，过一定时间后出针，叫提留针法。

2．临床应用

（1）留针以候气：进针后气不至，留针片刻，具有候气、待气而至的作用。候气时，可以安静等待，也可以间歇运针，施以各种催气手法，直到气至。

（2）留针以调气：进针得气后留针一定时间，有调气、行气作用，使过盛或不足的经气进行自我调节。气不至者留针可使气至，气已至者留针可使邪去，这种双向调节作用，往往在调气留针中可得到发挥。

（3）留针以逐邪扶正：留针有祛除阳邪、阴邪，使谷气至而扶正逐邪的作用。

（4）留针可协助补泻：虚寒留针，可补虚进阳；实热留针，可清热泻实。

3．注意事项

（1）留针要辨证而施：因病、因人、因季节，根据腧穴特性确定留与不留，留长留短，留深留浅。以病而论，刺急脉宜深而留，刺缓脉宜浅而留少，刺涩脉宜随其逆顺而久留。以人而论，体质肥壮者，宜深而久留；消瘦者，宜浅而留短。以季节而论，春夏宜刺浅而留短，秋冬宜刺深而留长。留针时间，短则 3~5 分钟，长则 1~2 小时，如有需要可用皮内针等留针 1~2 天，关键是根据病情、针下是否得气和补泻需要来决定留针时间。

（2）婴幼儿肉脆好动，可一日针刺数次，不宜留针。瘦弱如皮包骨、气血两虚者，留针宜浅，时间宜短，久留易引起气脱。

（3）留针期间要时刻注意患者的面色和表情，防治晕针等意外发生。

出针法

出针法，又称拔针法，是针刺施术后，达到一定的治疗要求，将针拔出的操作方法。出针是整个针刺疗法过程的最后一个操作程序，表示针刺顺利结束。《灵枢·邪气藏府病形》载："刺缓者，浅内而疾发针，以去其热。刺大者，微泻其气，无出其血。刺滑者，疾发针而浅内之，以泻其阳气而去其热。"文中的"发针"就是出针，文中指出出针要根据病情，或疾出，或缓出，遵循一定法度而施行。《针灸大成》认为"凡持针欲出之时，待针下气缓不沉紧，使觉轻滑，用指捻针，如拔虎尾之状也"。《针灸大全》指出："出针贵缓，急则多伤。"

1．操作方法

一般出针时，左手拇指用消毒干棉球或酒精棉球持针身底部，并压住穴位，右手捻针退出。退出用棉球微用力按压片刻，可防止皮下

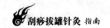

出血、消除针后不适感。若出针后用手按扪针孔，施以"扪法"，则有补的作用；反之，出针时，摇大针孔，不加按压，施以"摇法"，则有泻的作用。浅刺穴者，可一次快速出针；深刺穴者，宜先提针及浅部，再缓慢出针。出针时要注意出针和进针的数量是否一致，防止漏针，避免意外伤害。

出针的要求是减少疼痛，防止出血，消除针后的不适和配合补泻。目前临床上常用出针法有以下几种：

（1）快速出针法：用左手持棉球按压腧穴旁，右手快速拔针而出。具有不疼痛，出针快的优点，适应于浅刺的腧穴。

（2）缓慢出针法：先用消毒的干棉球轻轻压住针刺部位，然后将针退至浅部，稍待片刻后缓慢退出。适用于深刺的腧穴，具有防止出血，减轻针刺引起的麻、胀、重、痛等不适感，不伤气血的优点。

（3）出针补泻法：补时宜慢出针，急扪闭针孔；泻时宜急出针，摇大针孔，不扪闭针孔。可参考"开阖补泻法"。

2. 注意事项

（1）针下沉紧或滞针时，不可用力猛拔，急于出针，以免引起疼痛、出血，甚至折针。应留针以候邪气退，真气至，或按揉经络腧穴周围，使气血宣散，然后可稍退针少许，摇动针柄，待针下气缓不沉紧，觉得轻滑后出针。

（2）出针不可猛用暴力，无论快速出针，还是缓慢出针，用力都要柔和、均匀。遇有阻碍，调正后再行出针。

晕针

晕针是针刺治疗中较常见的异常情况，是在针刺过程中病人发生晕厥的现象，这是可以避免的，医者应该注意防范。这主要由于患者心理准备不足，对针刺过度紧张，或者患者在针刺前处于饥饿、劳累等虚弱状态，或患者取姿不舒适，术者针刺手法不熟练等。如患者在针刺或留针过程中突然出现头晕、恶心、心慌、面色苍白、出冷汗等表征，此时应立即停止针刺，起出全部留针，令患者平卧，闭目休息，并饮少量温开水，周围环境应避免嘈杂。若症状较重，则可针刺人中、内关、足三里、素髎等穴，促其恢复。经上述方法处理后如不见效并出现心跳无力，呼吸微弱，脉搏细弱，应采取相应的急救措施。

为了防止晕针，如初次接受针刺治疗或精神过度紧张，身体虚弱者，应先做好解释，消除其对针刺的顾虑，同时选择舒适持久的体位，最好采用卧位，选穴宜少，手法要轻。对于刚从事重体力劳动者，应令其休息片刻后再针刺。若饥饿、疲劳、大渴时，应令进食、休息、饮水后再予针刺。医者在针刺治疗过程中，要精神专注，随时注意观察病人的神色，询问病人的感觉，一旦有不适等晕针先兆，可及早采取处理措施，防患于未然。

滞针

在行针时或留针后医者感觉针下涩滞，捻转、提插、出针均感困难而病人则感觉痛剧时，称为滞针。滞针使针体不易提插、捻转，不宜起针。滞针的主要原因是针刺手法不当或者患者精神过分紧张，使患者的针刺处肌肉发生强直性收缩，致肌纤维缠裹在针体上。出现滞针后，不要强行行针、起针。医生用手指在滞针部位轻轻叩打，使紧张的皮肤和肌肉得以缓解，或在滞针的针柄上施灸，或在滞针附近的穴位另刺一针，即可缓解滞针现象。如因单向捻动幅度过大，可将针向相反方向捻转，待针体松动后即可出针。

为了防止滞针，针刺前应向患者做好解释工作，以免患者在针刺时产生紧张，并在针刺前将针体擦净，不可使用针体不光滑，甚至有锈斑或者弯曲的毫针。针刺时一旦出现局部肌肉挛缩造成体位移动时，术者应注意手不能离开针柄，此时可用左手按摩针刺部位，缓慢使患者恢复原来体位，轻捻针体同时向外起针，不得留针。另外，在行针时应注意，不要大幅度单方向捻转针体，捻转针时应注意和提插手法结合，避免在行针时发生滞针。

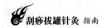

弯针

刺在穴位中的针体，于皮下或皮外发生弯曲，称弯针。在皮外的弯针多由于留针被其他物体压弯、扭弯，起针时应注意用手或镊子持住弯针曲角以下的针体，缓慢将针起出。发生在皮下的弯针，多在走针时被发现，是由于患者在留针时，或行针时变动了体位，或肌肉发生挛缩，致使刺在关节腔内、骨缝中、两组反向收缩的肌群中的针体发生弯曲。或是由于选穴不准确，手法过重、过猛，使针刺在骨组织上，也会发生针尖弯曲，或针尖弯成钩状。因针身弯曲在病人体内，使针柄改变了原来的刺入方向，捻转和出针均感到困难，病人感觉疼痛。起针时发现在皮下的弯针，若由病人移动体位所致，应先令患者将变动的肢体缓慢恢复到原来进针时姿态，并在针刺穴位旁适当按摩，同时用右手捏住针柄做试探性、小幅度捻转，找到针体弯曲的方向后，顺着针体弯曲的方向起针。若针尖部弯曲，应注意一边小幅度捻转，一边缓慢提针，同时按摩针刺部位，减少疼痛。切忌强行起针，以免钩撕肌肉纤维或发生断针。

为防止弯针，针刺前应先使患者有舒适的体位姿势，全身放松。针刺时手法要轻，指力均匀；刺后叮嘱病人不要变动体位。留针时，针柄上方不要覆盖过重的衣物，不要碰撞针柄。这样就可以有效地预防弯针。

断针

断针或称折针，是指针体部分或全部折断在针刺穴位内，常见原因是针根部锈蚀，在针刺时折断。如果自针根部折断时，部分针体仍暴露在皮肤外，可立即用手或镊子起出残针。另一个原因是因滞针、弯针处理不当或强行起针，造成部分针体断在皮下或肌肉组织中。此时应令患者肢体放松，不得移动体位，用镊子下压残针周围皮肤，使针体暴露，再用镊子夹出。如残针完全陷入皮肤，针尖到达对侧皮下，可揉按断端针孔，使针从另一端透出皮肤，随之拔出。若针体折断在较深的部位时，则需借助于 X 光定位，手术取针。

为了防止断针，应注意在针刺前仔细检查针具，对于针柄松动、针根部有锈斑、针体曾有硬性弯曲的针，应及时剔弃不用。折针最易发生在根部。如果针具的质量欠佳，针体被腐蚀生锈，或针刺手法过重，病人因强刺激而肌肉突然收缩等，均可引起断针。针刺时，切忌用力过猛。留针期间患者不应随意变动体位。当发生滞针、弯针时，应及时正确处理。

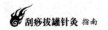
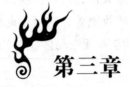

第三章

了解灸法的原理与方法

灸法是什么？灸法的原理和作用是什么？灸法又有哪些注意事项？这些问题都是在学习针灸的过程中一定会遇到的。只有弄清楚这些问题，才能对针灸有更加深入的了解。

什么是灸法

灸法，是指应用高温（主要是艾草或其他物质燃烧后产生的热量）或低温，或者以某些材料（对皮肤有刺激作用的药物或其他物质）直接接触皮肤表面后产生的刺激，作用于人体的穴位或特定部位，从而达到预防或治疗疾病的一种疗法。它是针灸医学的重要组成部分，也是我国传统非药物疗法之一。

灸法治病在中国有悠久的历史。《说文解字》："灸，灼也，从火，久声。"《灵枢·官能》："针所不为，灸之所宜。"灸法具有温阳起陷、行气活血的作用，多用于阳气衰弱、沉寒痼冷等疾患。

最初古人使用灸法治病多采用直接灸，且艾炷较大，壮数（艾炷的计数单位）较多。如《太平圣惠方》指出："灸炷虽然数足，得疮发脓坏，所患即差；如不得疮发脓坏，其疾不愈。"《医宗金鉴·刺灸心法要诀》也说："凡灸诸病，火必足气到，始能求愈。"同时古人非常推崇应用化脓灸进行身体保健和预防疾病。现代灸法则有了长足发展，为了减轻患者接受灸疗的痛苦，多采用小艾炷、少壮灸，并衍化出多种灸法，如艾条灸、药条灸（包括太乙神针灸、雷火神针灸等）、温灸器灸、温针灸、天灸、灯火灸等。根据病情不同，还常采用间接灸法，所隔物品多为姜片、蒜片、食盐、豆豉饼、附子饼等。灸法已为人类的医疗保健事业做出了较大的贡献。

灸法的作用

1. 灸法的作用

灸疗法和针刺法一样都是通过刺激腧穴或特定部位激发经络、神经、体液的功能，调整机体各组织、系统的失衡状态，从而达到防病治病的目的。但是，与针刺法不同，灸疗法又有着自己较为独特的作用和特点。灸疗法是通过温热、寒冷及其他非机械刺激的作用，来扶正祛邪、平衡阴阳、防治疾病、康复保健的。灸法的防病保健作用在古代就得到了应有的重视。《备急千金要方》提到，以灸疗预防"瘴疠温疟毒气"。《扁鹊心法》指出："人于无病时，常灸关元、气海、命门、中脘，虽未得长生，亦可保百余年寿矣。"

总结古往今来的实践经验，灸法的作用主要表现为以下几个方面：

（1）温经散寒

人体的正常生命活动有赖于气血的作用，气行则血行，气止则血止，血气在经脉中流行，完全是由于"气"的推送。寒则气收，热则气疾，气温则血滑，气寒则血涩。所以元代著名中医学家朱丹溪说"血见热则行，见寒则凝"，也就是说气血的运行有遇温则散、遇寒则凝的特点。

灸法正是应用其温热刺激，起到温经通痹的作用。《灵枢·刺节真邪》篇中说"脉中之血，凝而留止，弗之火调，弗能取之"，《灵枢·禁服》亦云"陷下者，脉血结于中，血寒，故宜灸之"。通过热灸对经络穴位的温热性刺激，可以温经散寒，加强机体气血运行，以达到临床治疗目的。所以灸法可用于血寒运行不畅，留滞凝涩引起的痹证、腹泻等疾病，效果甚为显著。

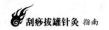

（2）行气通络

经络分布于人体各部，内联脏腑，外布体表肌肉、骨骼等组织。正常的机体，气血在经络中周流不息，循序运行，如果由于风、寒、暑、湿、燥、火等外因的侵袭，人体或局部气血凝滞，经络受阻，即可出现肿胀疼痛等症状和一系列功能障碍。此时，灸治一定的穴位，可以起到调和气血、疏通经络、平衡机能的作用，临床上可用于疮疡疖肿、冻伤、瘰闭、不孕症、扭挫伤等，尤以外科、伤科应用较多。

（3）扶阳固脱

人生赖阳气为根本，阳气衰微则阴气独盛，阳气不通于手足，则手足逆冷。凡大病危疾，阳气衰微，阴阳离决等症，用大炷重灸，能祛除阴寒，回阳救脱。正如《素问·厥论》所云"阳气衰于下，则为寒厥"，此为其他穴位刺激疗法所达不到的效果。

由于艾叶有纯阳的性质，再加上火本属阳，两阳相得，往往可以起到扶阳固脱、回阳救逆、挽救垂危之疾的作用，在临床上常用于中风脱症、急性腹痛吐泻、痢疾等急症的急救。宋代《针灸资生经》中提到"凡溺死，一宿尚可救，解死人衣，灸脐中即活"。《伤寒论》指出："少阴病吐利，手足逆冷……脉不至者，灸少阴七壮""下利，手足厥冷，烦躁，灸厥阴，无脉者，灸之"。说明凡出现呕吐、下痢、手足厥冷、脉弱等阳气虚脱的重危患者，可用大艾炷重灸关元、神阙等穴。

（4）升阳举陷

阳气虚弱可致上虚下实，气虚下陷，出现脱肛、阴挺、久泄久痢、崩漏、滑胎等，《灵枢·经脉》篇云"陷下则灸之"，故气虚下陷，脏器下垂之症多用灸疗。金元时期著名中医学家李东垣认为"陷下者，皮毛不任风寒""天地间无他，唯阴阳二者而已。阳在外在上，阴在内在下，今言下陷者，阳气陷入阴气之中，是阴反居其上而复其阳，脉证俱见在外者，则灸之"。因此，灸疗不仅可以起到益气温阳、升阳举陷、安胎固经等作用，对卫阳不固、腠理疏松者，亦有效果，使机体功能恢复正常。如脱肛、阴挺、久泄等病，可用灸百会穴来提升阳气，以"推而上之"。又如《类经图翼》云："洞泄、寒中、脱肛者，

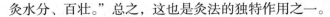

灸水分、百壮。"总之，这也是灸法的独特作用之一。

（5）拔毒泄热

灸法能以热引热，使热外出。灸能散寒，又能清热，表明对机体原来的功能状态起双向调节作用。特别是随着灸疗增多和临床范围的扩大，这一作用日益为人们所认识。

在古代文献中有"热可用灸"的记载，灸法治疗痈疽，首见于《黄帝内经》，历代医籍均将灸法作为本病症的一个重要治法。唐代《备急千金要方》进一步指出灸法对脏腑实热有宣泄的作用，该书很多处还对热毒蕴结所致的痈疽及阴虚内热证的灸治做了论述，如载"小肠热满，灸阴都，随年壮"，又如"肠痈屈两肘，正灸肘尖锐骨各百壮，则下脓血，即差""消渴，口干不可忍者，灸小肠俞百壮，横三间寸灸之"。金元医家朱丹溪认为热证用灸乃"从治"之意；《医学入门》则阐明热症用灸的机理："热者灸之，引郁热之气外发，火就燥之义也。"《医宗金鉴·痈疽灸法》篇指出："痈疽初起七日内，开结拔毒灸最宜，不痛灸至痛方止，疮痛灸至不痛时。"

历代有不少医家提出热证禁灸的问题，如《圣济总录》指出"若夫阳病灸之，则为大逆"。近代不少针灸教材亦把热证定为禁灸之列，但古今医家对此有不同见解。

（6）防病保健

《黄帝内经》早就提到"犬所啮之处灸三壮，即以犬伤法灸之"，以预防狂犬病。《备急千金要方》有"凡宦游吴蜀，体上常须三两处灸之，勿令疮暂瘥，则瘴疬、温疟、毒气不能着人"。这说明艾灸能预防传染病。《针灸大成》提到灸足三里可以预防中风。民间俗话亦说"若要身体安，三里常不干""三里灸不绝，一切灾病息"。因为灸疗可温阳补虚，所以灸足三里、中脘，可使胃气常盛，而胃为水谷之海，荣卫之所出，五脏六腑，皆受其气，胃气常盛，则气血充盈；命门为人体真火之所在，为人之根本；关元、气海为藏精蓄血之所，艾灸上穴可使人胃气盛、阳气足、精血充，从而增强了身体抵抗力，病邪难犯，达到防病保健之功。

我国古代医家认识到预防疾病的重要性，于是提出了"防病于未

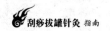

然""治未病"的学术思想。现代，除了治疗作用外，灸疗的防病保健作用已成为重要的保健方法之一。

2. 灸法的作用机理

为了探讨艾灸的作用机理，近年来一些学者从不同角度进行了实验研究，取得了一些进展。艾灸对血液循环、机体免疫、神经、内分泌、呼吸、消化、生殖等系统都有一定的促进和调整作用，证明灸法的作用是通过多方面的综合因素来实现的，这为艾灸的临床应用提供了可靠的理论依据，但在其深度和广度上还有待进一步探讨和研究。

施灸的操作要求

1. 恰当选择施灸方法

迄今为止，国内外临床上应用的灸法种类，超过百种。面对如此繁多的灸治方法，在实际操作应用时，必须针对不同情况，选用最佳的灸法。

首先应因人而异。如老人、小儿尽量少用或不用直接艾炷灸。糖尿病患者则禁用着肤灸，因易出现严重的化脓感染，伤口不易愈合。不同的人体部位也应有所不同。如面部，宜用艾条悬起灸或艾炷间接灸，而不能用直接灸等。

其次须因病而宜。大量临床经验表明，采用直接灸（化脓灸）的方法，防治慢性支气管炎和哮喘有良好的效果；又如用灯火灸或火柴灸治疗流行性腮腺炎，已在大陆普遍应用；又如麻线灸治女阴白斑，铺灸治类风湿性脊柱炎等。随着灸治方法的发展而出现的这种专病专法化的趋向，在选用灸疗时也要充分考虑到此点。总之，一定要因人因病，选择合适的灸疗方法。

2. 严格控制施灸剂量

灸量是指灸疗对机体刺激的规模、程度、速度和水平等，它是灸治所致的刺激强度和刺激时间的乘积，取决于施灸的方式、灸炷的大小、壮数的多少、施灸时或施灸后刺激效应的时间等因素。因此我们可以得出结论：艾灸剂量由艾灸强度、艾灸面积、艾灸时间三个因素决定。在前两个因素基本不变的情况下，艾灸剂量主要由艾灸时间决定。

掌握最佳灸量，有助于提高疗效，防止不良反应。按古今医家的经验，大致上包括以下几方面：

（1）由天时、地理定灸量

如治疗寒证时，冬日灸量宜大，方能祛寒通痹，助阳回厥。另如北方风寒凛冽，灸量宜大；南方气候温暖，灸量宜小。

（2）由年龄、体质、性别定灸量

不同的年龄、体质和性别，其阴阳气血的盛衰及对灸的耐受性不同。男女生理、病理存在差异，不同种族存在差异，相同灸量对不同机体的影响也不同。古有以年龄定灸量，称"随年壮"，即随年龄由小至大而递增壮数，以壮年为限度。

（3）由病情、病性定灸量

老年或体弱者之保健灸，灸量宜小，但须坚持日久。病在浅表，灸量可小；在内则灸量宜大。痈疽阴疮等，病深痼疾，故灸量亦须大。如《备急千金要方》所言："凡言壮数者，若丁壮遇病根深笃，可倍多于方数。"另如灸治急症、多数医家主张壮数宜多，如在众多著述中，灸"五十壮""百壮""二三百壮""五百壮""七八百壮"等描述随处可见。《扁鹊心书》言"大病宜灸脐下五百壮"，《西方子明堂灸经》指出脐中穴"主泄利不止……灸百壮"等。但也有医家持不同意见，如《千金要方》认为施灸壮数应以身体部位来定，"苦卒暴百病……灸头面四肢宜多，灸腹背宜少，其多不过五十，其少不减三、五、七、九壮。"《类经图翼》则认为应以却病为度，"故灸者必令火气直达毒处，不可拘定壮数"。

（4）由所取部位定灸量

所取穴位皮肉浅薄者宜以小灸量，皮肉厚实者宜以大灸量。如《备急千金要方》云："头面目咽，灸之最欲生少；手臂四肢，灸之则须小熟，亦不宜多；胸背腹灸之尤宜大熟，其腰脊欲须生少。"实验

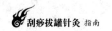

也发现，肌肉浅薄之处的大椎、至阴穴，少灸则效果佳，多灸之后效反而差。

（5）由灸炷大小定灸量

《备急千金要方》云："灸不三分，是谓徒冤，炷务大也。"要求艾炷底部范围不小于三分。此间接灸而言，若直接灸则不然，艾炷可小至粟粒大。在施灸时，通过选择适当大小之艾炷以控制灸量。

（6）由患者感觉定灸量

患者感觉分两类。一为施灸后的灼热感。根据不同病情，有的仅要求局部有温热感，有的则要求有烫灼感，可按患者口述而加控制。另一类为灸的传导感觉，如隔蒜灸中的铺灸治疗虚劳顽痹，须灸至患者自觉口鼻中有蒜味时停灸。这也是一种控制灸量的依据。

（7）由施灸次数定灸量

将规定的壮数，一次灸完为顿灸，分次灸完称报灸。《神灸经纶》云"若并灸之，恐骨气血难堪，必分日灸之或隔日灸之"，因此可见古人对体质差者及头四肢等肌肉浅薄处，通过报灸的方式控制灸量，以防止不良反应，从而取得预期效果。

当然，上列各条的具体施灸量应综合考虑。不过就古代文献记载来看，创伤灸效果较佳。但对现代人来说，灼伤皮肤的灸疗往往难以接受，故为增强刺激量，可采用连续多次短时间的强刺激，从而实现和创伤灸类似的治疗效果。

施灸的注意事项与禁忌

1. 注意事项

灸疗虽然方法简便，但在临床应用时，尚需注意以下各点，以保证其安全有效。

（1）施灸前应根据患者的体质和病情，选用合适的灸疗之法，并取得患者的合作。

（2）施灸前根据病情，选准穴位，令患者充分暴露施灸的部位，同时要注意采取舒适且能长时间维持的体位。

（3）腰背、腹部施灸，壮数可多，胸部、四肢施灸壮数宜少，头颈部更少。青壮年施灸壮数可多，时间宜长；老人、小儿施灸壮数应少，时间宜短，孕妇的腹部和腰骶部不宜施灸。

（4）颜面部、心区、大血管部和肌腱处不可用瘢痕灸，禁灸或慎灸穴位应慎用。

（5）对于昏迷、局部知觉迟钝、知觉消失的患者或者老人、小儿患者，注意勿灸过量，用中指和食指置于施灸部位两侧，以感知施灸部位的温度，避免过分灼伤，引起不良后果。

（6）施艾灸时，要注意防止艾火脱落灼伤患者或烧坏患者衣服和诊室被褥等物。

（7）非化脓灸时，灸灼过度如局部出现水疱，若水疱不大，可用龙胆紫药水擦涂，并嘱患者不要抓破，一般数日后即可吸收自愈。若水疱过大，宜用消毒针具引出水疱内液，外用消毒敷料保护，也可在数日内痊愈。

（8）凡化脓灸后在化脓期或灸后起泡破溃期，均应忌酒、鱼腥及刺激性食物，因为这些食物能助湿化热、生痰助风，并可刺激皮肤不良反应，从而使创面不易收敛或愈合。如果灸疮出现感染，要及时使用消炎药。

（9）艾炷或艾条灸治疗结束后，必须将燃着的艾绒熄灭，以防复燃事故发生。

2. 灸法禁忌

灸法虽然适应范围广泛，但和其他的穴位刺激疗法一样也有其禁忌，大致包括以下几方面：

（1）禁灸部位。古代文献中有不少关于禁灸穴位的记载，从现代临床实践看，其中多数穴位没有禁灸的必要。而部分在头面部或重要脏器、大血管附近的穴位，则应尽量避免施灸或选择适宜的灸疗，特别不宜用艾炷直接灸。另外，孕妇少腹部亦禁灸。

（2）禁忌病症。凡高热、大量吐血、中风闭证及肝阳头痛等症或

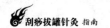
某些传染病，一般不适宜用灸疗。

（3）其他禁忌。对于极度疲劳、过饱、过饥、醉酒、大渴、大惊、大恐、大怒者，慎用灸疗。另外，近年来还发现少数患者对艾叶发生过敏，此类患者可采用非艾灸疗或其他穴位刺激法。

（4）无自制能力的人，比如精神病患者应禁灸。

施灸过量，时间过长，局部出现水疱，只要不擦破，可任其自然吸收，如水疱较大，可用消毒毫针刺破水疱，放出水液、再涂以龙胆紫药水。瘢痕灸者，在灸疮化脓期间，一个月内慎从事重体力劳动，疮面局部勿用手搔，以保护痂皮，可用无菌纱布覆盖灸疮部位并保持清洁，防止感染。

3. 不良反应处理

医患双方都应该知道，在治疗期间每出现一种排异反应，体内就会减少一种病邪。治疗过程中出现的各种反应，首先要弄清楚这些反应是何因引起的，如果没有外界诱因诱发，纯属在治疗过程中出现的反应，则可以认定此反应属于正常的排异反应。对治疗过程中所出现的正常排异反应，应采取任其自然的态度，最好不用药物控制，以免降低治疗效果或出现不良反应。不到万不得已，不要用消炎止痛药或激素类药物。如有的病人实在痛苦难忍，或发高烧持续三天以上还不退，可用刺血、拔罐、刮痧、做温灸盒等方式来缓解。这些方法都是在给病邪以出路，是因势利导之法。而滥用清热消炎药、激素药等会使病邪内敛，导致病程变长，迁延不愈。如果患者出现剧烈腹泻、高热大汗时则应多喝糖盐水。如病人出现失眠反应，应采取忍耐态度。病人不必有意强迫自己非睡不可，更不可吃安眠药强迫自己入睡，当度过排异反应期之后，睡眠会自然恢复正常，神经系统功能也会得到进一步的提高。总之，对于排异反应，应持平静态度和乐观的心情，顺其自然，以迎接疾病去根之日的来临。

4. 灸后调养

灸后气血宣通，必须避风寒，节饮食，慎起居，平心静气调养以养正祛邪，包括：

（1）心性调养

心性调养分三个方面：静心，反思与自励。

最好的心情是平静，心静哪怕是很短的时间，都会产生无比强大的正向反应。静可以给我们获得无比巨大的力量，令我们身心合一，它联通了自然之力，这种力量无坚不摧，无疾不除。它不仅不会损耗我们身体的力量，还可激发我们固有的源源不断的潜能。患者应放弃短期目标，努力做到"忘掉疾病，忘掉烦恼，忘掉环境，忘掉自我"，按照无欲无求的要求去做，这样心态就平静了。

关于心性调养，我们可以记住"六君子汤"：君子量大，小人气大；君子助人，小人伤人；君子不争，小人不让；君子和气，小人斗气；君子凭忠信，小人徒心机；君子不易得病，得病也易治好；小人岂能不病，病后更难治疗。每个病人体内都有一位很高明的医生，之所以仍找医生看病，是因为不知道这个事实。最佳的治病方法，莫过于调动体内医生的力量来化解疾病。如果每位病人给体内的医生提供机会，那么，我们的健康就会保持在最佳状态。扫除内心中的恐惧、忧郁、焦虑，不断地鼓励自己，坚信自己一定会好起来，这样就为体内医生的工作清理了最大的心理障碍。

（2）睡眠起居调养

重灸对机体来说是一个很大的刺激，灸后机体需消耗大量元气去疏通全身经络，因此必须减少能量损失并且要加强休养生息。

第一，灸后禁绝性生活，半年到一年；

第二，尽量放下一切劳作经营；

第三，每天上网，打游戏，看电视等娱乐的时间不得超过一小时；

第四，每天睡眠时间应在10~12小时之间，因为充足的高质量的睡眠是恢复生命活力的最佳途径。

（3）饮食调养

灸后禁食一切生冷不易消化的食物。灸后多数病人胃口大开，这时，患者渴望多吃一点，家属也希望他多吃一些饭，多吃一些高营养的动物蛋白，这是人之常情。实际这正是犯了灸后的大忌。尤其是肿

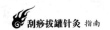

瘤病人或有肿瘤倾向的各种慢性炎症的病人，一定要坚持清淡素食半年到一年，每餐以六七成饱为度，也可以少吃多餐。病愈后也要以素食为主，必须要有节制，以防旧病复发。

对于高血压、糖尿病等疑难病中体质属痰湿壅盛者，灸后不仅要严格忌口，而且在灸疮完全发开（黑痂脱落）后，配合断食疗法效果更好。一般断食疗法分三个阶段，第一阶段是减食期，大约3天。第二阶段是正式断食，只能喝水，普通是5~10天。结束断食的信号是，舌苔消退，难闻的体味消失，强烈的食欲恢复。第三阶段是增食期，大约3~5天，因为肠胃的消化力尚未恢复，宜先喝米汤，渐由米汤到稀饭，增至日常饮食为止。断食必须在医生指导下进行。断食结束一个月内禁止性生活。断食时新陈代谢变化剧烈，则可直接刺激自身溶解过程的进行。也就是说，断食疗法是不使用刀子的内脏手术，且比外科医生做得更自然，更精细，更有效，丝毫无损于健康而可祛除百病。断食期间如有宿便（暗褐色或蓝黑色的黏液）排出，是病根拔除之佳兆。不明内情的人以为断食会有生命的危险，一旦他们亲身体验，就会知道，其过程不但毫无痛苦，身心反而会有意外的收获。

（4）运动调养

运动可以代替药物的作用，但任何药物也代替不了运动，灸后运动以散步、打拳、静坐、练六字诀等为宜。散步可每天5~10公里，打太极拳每天一两个小时。静坐每天从半小时，逐渐过渡到两小时。练六字诀可以每次30分钟，每天练3~5次。患者根据自己的兴趣选择运动方式，以动静相兼为好，平时还可以观摩学习相应的教学光盘。

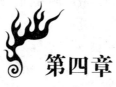

第四章
常见病的针灸治疗方法与操作

通过针灸，可以治疗一些常见的疾病。比如，内科有咳嗽、胃痛等，外科则有颈椎病、肩周炎等。通过了解它们的病因病机和临床表现，辅以适当的治疗，很快就能"药未到""病先除"了。

内科疾病

（一）咳嗽

咳嗽既是独立性的病症，又是肺系多种疾病的一个症状。"咳"指有声无痰，"嗽"指有痰无声，临床一般声痰并见，故并称咳嗽。根据发病原因，可分为外感咳嗽和内伤咳嗽两大类。外感咳嗽是由六淫外邪侵袭肺系引起，内伤咳嗽则为脏腑功能失调，内邪干肺所致。

咳嗽多见于上呼吸道感染，急、慢性支气管炎，支气管扩张，肺炎，肺结核等。

【病因病机】

咳嗽的病因有外感、内伤两大类。外感六淫之邪，从口鼻、皮毛而入。肺合皮毛，开窍于鼻，肺的卫外功能减退或失调，肺气被郁滞，宣发、清肃功能失常，影响肺气出入，而致咳嗽。内伤咳嗽，多因脏腑功能失调，如肺阴亏损，虚热内灼，肺失清润；或过食肥甘，脾虚失运，聚湿生痰，上渍于肺，肺气不宣；或情志不遂，郁怒伤

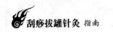
肝，肝气郁结，气郁化火，火盛灼肺，阻碍清肃；或肾虚而摄纳无权，肺气上逆，均可导致咳嗽。

咳嗽虽分内因、外因，但可互相影响而致病，外邪迁延日久，可转为内伤咳嗽；肺虚卫外不固，或肺阴亏损，则易受外邪引发咳嗽，故两者可互为因果。

1. 外感咳嗽

【临床表现】

主症：咳嗽病程较短，起病急骤，或兼有表证。

兼见咳嗽声重，咽喉作痒，咳痰色白，质稀，头痛，恶寒发热，鼻塞流清涕，形寒无汗，肢体酸痛，苔薄白，脉浮紧者，为外感风寒；咳嗽，兼见咯痰黏稠、色黄，喉燥咽痛，身热头痛，汗出恶风，鼻流黄涕，苔薄黄，脉浮数者，为外感风热。

【治疗】

治法：疏风解表，宣肺止咳。以手太阴、手阳明经穴为主。

主穴：肺俞、列缺、合谷。

配穴：风寒者，加风池、风门；风热者，加大椎、曲池；咽喉痛者，加少商放血。

操作：针用泻法，风热可急刺，只针不灸；风寒留针或针灸并用，或针后在背部腧穴拔火罐。

方义：肺主皮毛，司一身之表，肺与大肠相表里，列缺为肺之络穴，散风祛邪，宣肺解表。合谷为大肠之原穴，选合谷与列缺，原络相配，加强宣肺解表的作用。取肺之背腧穴使肺气通调，清肃有权。

2. 内伤咳嗽

【临床表现】

主症：咳嗽起病缓慢，病程较长，可兼脏腑功能失调症状。

兼见咳嗽反复发作，痰多、色白、黏稠，因痰而嗽，痰出咳平、胸脘痞闷、神疲纳差、苔白腻、脉濡滑者，为痰湿侵肺；气逆咳嗽阵作、引胁作痛、痰少而黏、咳时面赤、咽干口苦、苔黄少津、脉弦数者，为肝火灼肺；干咳，咳声短促，以午后黄昏为剧，痰少黏白，或痰中带血、潮热盗汗、形体消瘦、两颊红赤、神疲乏力、舌红少苔、脉细数者，为肺阴亏虚。

【治疗】

治法：肃肺理气，止咳化痰。以手、足太阴经穴为主。

主穴：肺俞、太渊、三阴交。

配穴：痰浊阻肺者，加丰隆、阴陵泉、足三里；肝火灼肺者，加鱼际、行间；肺阴亏虚者，加列缺、膏肓；咯血者，加孔最。

操作：毫针平补平泻法，或加用灸法。

方义：内伤咳嗽，肺阴亏虚，肺失清肃，取肺俞润肺调气，清肃之令自行。太渊为肺经原穴，本脏真气所注，取之肃理肺气。三阴交疏肝健脾，化痰止咳。

【其他治疗】

（1）皮肤针：

取穴：颈背部督脉、膀胱经、喉两侧。

方法：轻或中度叩刺，每日 1 次，10 次为一疗程。

（2）穴位注射法：选定喘、大杼、风门、肺俞，用维生素 B_1 注射液，或胎盘注射液，每次选 1~2 个穴位，每穴注入药液 0.5 毫升，选穴由上而下依次轮换，隔日 1 次。本法可适用于慢性咳嗽。

小提示：

（1）咳嗽常见于多种呼吸系统疾病，临证必须明确诊断，必要时配合药物治疗。

（2）平时注意保暖，慎起居，避风寒。嗜烟、酒者，应戒绝。

（二）肺结核

肺结核是具有传染性的慢性虚损性疾患，以咳嗽、咯血、胸痛、潮热、盗汗及身体逐渐消瘦等为特征。由于劳损在肺，故称"肺痨"，历代有"痨瘵""骨蒸""传尸""虚劳"等称谓。

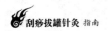

西医学的肺结核属中医的"肺痨"范畴。

【病因病机】

肺痨致病因素，一为外因感染，一为正气不足，内伤体虚，气血不足，阴精耗损。其病灶在肺，其中与脾、肾两脏关系密切，同时也可涉及心、肝。病理性质主要为阴虚。本病多由禀赋不足，酒色劳倦，或常与肺痨病人接触，始则肺阴受损，久则肺、肾同病，阴虚火旺，烁伤肺络，亦有肺病及脾，导致气阴两虚。

【辨证】

【临床表现】咳嗽，咯血，潮热盗汗，一般以阴虚多见。

初起咳嗽不已，精神疲乏，食欲减退，形体日渐消瘦，胸中隐痛，时见痰中带血，颜色鲜红；继则咳嗽加剧，干咳少痰，午后潮热，骨蒸，两颧红艳，盗汗，甚则咯血，心烦失眠，性情急躁易怒，男子遗精，女子月经不调，舌质红，脉细数，为阴虚火旺；如出现大肉削脱，声音嘶哑，口舌生糜，大便溏薄，面浮肢肿，舌质光绛，脉微细者，乃阴阳两虚之象，为重症。

【治疗】

1. 基本治疗

治法：养阴清热，扶正固本，以手太阴、足少阴、足阳明经穴及背腧穴为主。

主穴：太渊、肺俞、尺泽、膏肓、太溪、然谷、足三里。

配穴：肾阴亏虚者，加肾俞、三阴交；潮热、盗汗者，加合谷、复溜；咯血者，加鱼际、孔最；胸痛者，加内关；纳少者，加中脘、脾俞；遗精者，加关元、志室；月经不调者，加血海、三阴交。

操作：尺泽、然谷用毫针泻法，其余主穴用补法。

方义：本病为肺阴亏虚，阴虚火旺，虚火灼津，取肺之背腧穴肺俞以养阴益肺。膏肓为主治诸虚百损之要穴，具有理肺补虚之效。肺经合穴尺泽，配肾经荥穴然谷，可清虚热而滋阴津。补胃经合穴足三里，意在培补后天之本。

2. 其他治疗

（1）穴位注射法：选穴参照上述穴位，用 100 毫克维生素 B_1 注射液或链霉素 0.2 克，用生理盐水稀释到 4 毫升，每穴注射药液 1 毫升，每日 1 次（用前须做过敏试验）。

（2）穴位敷贴法：选肺俞、百劳、膏肓、魄户，用五灵脂、白芥子、大蒜、醋化麝香等药组成肺痨膏，取绿豆样大，放在直径 2 厘米圆形橡皮膏中心，贴敷在穴位上，每次选 1 对穴位，贴 30~60 分钟后揭掉，有水疱者可挑破，涂龙胆紫药水处理。

小提示：

（1）给予合理膳食，忌食辛辣，戒绝烟酒。
（2）针灸治疗的同时可配合中草药和抗结核药物。
（3）处理好患者痰液，消毒其餐具，防止疾病传播。

（三）胃痛

胃痛又称胃脘痛，是以上腹部反复性发作性疼痛为主的症状。由于疼痛位近心窝部，古人又称"心痛""胃心痛""心腹痛""心下痛"等。《医学正传》说："古方九种心痛……详其所由，皆在胃脘而实不在心也。"后世医家对胃痛与心痛，有了明确的区分。

胃痛常见于现代医学的急、慢性胃炎，胃和十二指肠溃疡，功能性消化不良，胃肠神经官能症，胃黏膜脱垂等病。

【病因病机】

胃痛发生的常见原因有外邪犯胃、饮食伤胃、情志不畅和脾胃虚弱等。胃主受纳、腐熟水谷，若寒邪客于胃中，寒凝不散，阻滞气机，可致胃气不和而疼痛；或因饮食不节，饥饱无度，或过食肥甘，损伤脾胃，气机受阻，胃失和降引起胃痛；或因情志不畅，气郁伤肝，肝失条达，横逆犯胃，亦可发生胃痛；若劳倦内伤，久病脾胃虚弱，或禀赋不足，中阳不足，胃失温养，中焦虚寒而痛；亦有气郁日久，瘀血内结，气滞血瘀，阻碍中焦气机，而致胃痛发作。总之，胃

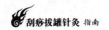

痛发生的总病机分为虚、实两端，实证为气机阻滞，不通则痛；虚证为胃腑失于温煦或濡养，不荣则痛。

【辨证】

1. 实证

【临床表现】

主症：上腹胃脘部疼痛暴作，痛势较剧，痛处固定不移，拒按，饥时痛减，纳后痛增。

兼见脘腹得温痛减，遇寒加重，恶寒喜暖，口淡不渴，喜热饮，或伴恶寒，舌淡苔薄白，脉弦紧者，为寒邪犯胃；胃脘胀满疼痛，嗳腐吞酸，嘈杂不舒，呕吐未消化食物，矢气或便后痛减，大便不爽，苔厚腻，脉滑者，为饮食停滞；胃脘胀满，痛连两胁，喜太息，嗳气后觉舒，吞酸，大便不畅，每因情志因素而诱发，心烦易怒，苔薄白，脉弦者，为肝气犯胃；胃痛拒按，痛有定处，如针刺，如刀割，食后痛甚，或有呕血便黑，舌质紫暗或有瘀斑，脉细涩者，为气滞血瘀。

2. 虚证

【临床表现】

主症：上腹胃脘部疼痛隐隐，痛处喜按，按后觉舒，空腹痛甚，纳后痛减。

兼见泛吐清水，喜暖，大便溏薄，神疲乏力，劳累或受凉后发作或加剧，或手足不温，舌淡苔白，脉虚弱或迟缓者，为脾胃虚寒；胃脘灼热隐痛，似饥而不欲食，口燥咽干，五心烦热，消瘦乏力，大便干结，舌红少津，脉弦细或细数，为胃阴不足。

【治疗】

1. 基本治疗

治法：和胃止痛。以足阳明、手厥阴经穴及募穴为主。

主穴：内关、中脘、足三里。

配穴：寒邪犯胃者，加神阙；饮食停滞者，加天枢、梁门；肝气犯胃者，加太冲、期门；气滞血瘀者，加膈俞；脾胃虚寒者，加气海、关元、公孙、脾俞、胃俞；胃阴不足者，加三阴交、太溪。

操作：足三里用平补平泻法，疼痛发作时，持续行针 1~3 分钟，直到痛止或缓解。内关、中脘均用泻法，其余配穴按虚补实泻方法操作。寒气凝滞、脾胃虚寒者，可用灸法。

方义：足三里为足阳明胃经下合穴，"合治内腑"，可疏理胃腑气机，和胃止痛。中脘为胃之募穴，腑之所会，可健运脾胃，调理气机。内关宽胸解郁，行气止痛。

2. 其他治疗

（1）拔罐疗法：拔罐部位以上腹部及背腧穴为主，可选用大、中型火罐，时间大约 10~15 分钟。适用于虚寒型胃痛。

（2）耳针法：选胃、肝、脾、神门、交感、十二指肠。毫针刺用中等强度，或用揿针埋藏，或用王不留行籽贴压。

小提示：

（1）针灸对胃脘疼痛、上腹胀满不适、嗳气、恶心等症状效果较好。

（2）胃痛的临床表现有时可与肝胆疾患及胰腺炎相似，临床须注意鉴别诊断。

（3）溃疡病出血在穿孔等重症时，应及时采取急救措施或外科治疗。

（4）平时注意规律饮食，忌食辛辣刺激食物。

（四）胃下垂

胃下垂是指站立时胃的下缘达盆腔，胃小弯弧线最低点降至髂嵴连线以下，称为胃下垂。以腹胀（食后加重、平卧减轻）、恶心、嗳气及胃痛（无周期性、节律性，疼痛性质与程度变化很大）等为主要临床表现。该病的发生多是由于膈肌悬吊力不足，肝胃、膈胃韧带功能减退而松弛，腹内压下降及腹肌松弛等因素，加上体形或体质等因素，使胃呈极底低张的鱼钩状，即为胃下垂所见的无张力型胃。以 30~50 岁患者多见，女性多于男性。

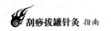

【治疗】

1. 芒针

（1）取穴

主穴：巨阙、剑突下1寸。

配穴：承满（右）、鸠尾。

（2）治法

仅取常用二穴，如主穴无效，则改用配穴。每次仅取一穴。选28~32号7~8寸之长芒针。患者平卧，腹肌放松，调匀呼吸。

巨阙穴刺法：针尖快速入皮，使针体沿皮下直刺至左侧脐旁肓俞穴处。然后，手提针柄与皮肤呈45度角匀速缓慢上提，以术者感到针尖沉重，患者感到脐周与下腹部有上提感为佳。如无此针感，宜出针重新进针，或在剑突下1寸处进针。提针速度宜慢，第一次要求20分钟，以后可缩短为3分钟。

剑突下1寸刺法：以28号8寸毫针，迅速入皮，与皮肤成30度角沿皮下刺至脐左侧0.5寸处，待出现上述针感后，改为15度角，不作捻转，缓慢提针40分钟，出针前行抖动手法10~15次，针后均平卧2小时。

右承满穴刺法：28号7寸芒针呈45度角快速刺入皮下，直透针至左侧天枢穴。待有沉胀感，先大幅度捻转7~8次，然后再向同一方向捻转，使针滞住，边退针，边提拉。病人有上腹部空虚、胃向上蠕动感。此时医者可用手压下腹部，往上推胃下极。退针时宜慢，每隔5分钟将滞针松开，退出全程之1/3，再向同一方向捻转，使针滞住。如此，共分3次，将针退出，共提退15分钟。最后，将针柄提起呈90度角，抖针7~8次后，出针。用胶布在髂嵴连线前后固定。嘱病人仰卧30分钟，再向右侧卧20分钟，最后复原位平卧2~3小时。每周1次，共治3次，一般不超过10次。

鸠尾穴刺法：先令患者卧于硬板床上，在脐左下方相当于胃下弯部位找到压痛明显处，作为止针点。以32号8寸芒针，从鸠尾穴速刺进针，沿皮下边捻针，边进针，直达止针点。之后，右手持针做逆时针方向捻转，当针柄出现沉涩感时，缓慢将针退出，须使针下始终保持一定的紧张度。同时，左手虎口托住胃下极，用力缓慢上推。患者可有胃上升感，当提至离皮下约 2 毫米时，将针再作逆时针方向捻转，左手拇指按压住针尖，右手将针垂直抖提 3~5 次后出针，针刺提退过程约 10~15 分钟。针后平卧 3 小时。20 天左右治 1 次，3 次为一疗程。

（3）疗效评估

疗效评估标准：痊愈，主要症状消失，钡餐透视检查，胃下极回到正常部位；显效，主要症状明显减轻，钡餐透视检查，胃下极较原上提 3 厘米以上；有效，主症好转，胃下极较原来有所上提；无效，治疗前后，症状、体征均无改善。

2. 电针

（1）取穴

主穴：胃上、提胃、中脘、气海。

配穴：内关、脾俞、足三里。

胃上穴位置：下脘穴旁开 4 寸。

提胃穴位置：中脘穴旁开 4 寸。

（2）治法

以主穴为主，每次选 2~3 穴，年老体弱者加足三里、脾俞，恶心呕吐加内关。气海穴直刺 1~1.5 寸，中脘、胃上、提胃均向下呈 45 度角斜刺 1.5~2 寸。接通间动电疗仪，负极接中脘穴，正极分 5 叉，分别接双胃上、双提胃及气海，用疏密波，通电量以病人腹肌出现收缩和能耐受为度，每次持续刺激约 20~30 分钟。如无间动电疗仪，可用一般市售电针仪，采用断续波或疏密波。为加强疗效，可用维生素 B_{12} 100 微克（1 毫升）或苯丙酸诺龙 1/3 支（25 毫克/1 毫升），穴位注射足三里（上述系每穴用量）。电针每日 1 次，穴位注射可隔日 1 次。电针 12 次为一个疗程（穴位注射 6 次），疗程间隔 3~7 日。

（3）疗效评估

疗效评估标准：痊愈，症状消失，X 线钡餐透视，胃角切迹回复

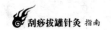
到正常部位；显效，症状明显减轻，胃角切迹较治前上升大于 2 厘米；有效，症状减轻，胃角切迹较治前上升，但小于 2 厘米；无效：治疗前后症状、体征均无改善。

3. 头针

（1）取穴

主穴：胃区。

配穴：中脘、足三里（均为体穴）。

（2）治法

主穴每次必取，28 号 1.5 寸毫针从发际快速刺入，沿皮下或肌层捻转进针 2 毫米，持续捻转 3 分钟，捻转频率为 200 次 / 分左右，留针 15~30 分钟，每隔 5~10 分钟以同样手法行针 1 次，每日刺 1 次，配穴隔日刺 1 次，2 穴均取，针刺得气后施补法。12 天为一疗程，疗程间隔 3~5 天。

4. 体针

（1）取穴

主穴：中脘、建里、天枢、气海、胃上、提胃、足三里。

配穴：内关、上脘、脾俞、胃俞、梁门、公孙。

（2）治法

主穴每次取 1~2 穴，配穴 2~3 穴。腹部穴采取仰卧位。建里穴宜双针同时刺入，进针直至得气。天枢穴用 4 寸毫针，针尖呈 15 度角向脐下之气海穴方向斜刺，捻转进针。所有腹部穴位，均采用由浅至深的三刺法：一刺法是针刺入 5 分左右，施雀啄法，促进经气流动，直至针下得气，然后再将针刺至 8 分左右，用同样手法，促使酸胀感强烈，并向上、下腹部扩散，然后三刺至所需深度（一般刺至 1.2~1.5寸），手法同前，患者觉胃体有酸胀紧缩之感，再向左或右同一方向捻转 3~4 下，稍停半分钟，再捻转 1 次，针感强烈后出针。刺背部穴时，患者俯卧，针尖斜向椎间孔方向进针 1~1.5 寸，采用补法，留针 30 分钟。四肢穴直刺，施补法，亦留针 20~30 分钟。每日或隔日 1次，治疗后平卧 1~2 小时，10 次为一疗程，疗程间隔 5~7 天。

5. 穴位埋植

（1）取穴

主穴：分两组：一组左肩井、脾俞、胃俞，二组右肩井、神阙、中脘。

配穴：足三里、气海、关元。

（2）治法

一般仅用主穴，每次一组，两组交替，疗效不显时可加配穴。均采用注线法，以 0/2 或 0 号羊肠线，预先剪成 2~2.5 毫米长，穿入 12 号腰穿针内。刺入穴内，至得气后，注入肠线。注意，肩井穴不可刺入太深，以防损伤肺尖，造成气胸。透穴时，肠线长度不够，宜作接力注线，或改用大号三角皮肤缝合针穿线。注线完毕，将针孔用小块消毒敷料覆盖。10~15 天 1 次。

6. 穴位注射

（1）取穴

主穴：中脘、脾俞、肾俞、足三里。

配穴：提胃。

（2）治法

胃下垂 2~4 厘米者，选主穴，用维生素 B_1 100 毫克加 10% 葡萄糖至 7 毫升，每穴注入 1 毫升（主穴双侧均取）。胃下垂 4.5~6 厘米者，用 100 毫克维生素 B_1 加胎盘组织液至 9 毫升，取主穴加配穴（均双侧），每穴注入 1 毫升。采用快速进行，得气后迅速推药。每日 1 次，10 次为一疗程，疗程间隔 3~5 日。

（五）呕吐

呕吐是临床常见病症，是由于胃失和降、气逆于上引起的病症。古代文献以有声有物谓之呕，有物无声谓之吐，有声无物谓之干呕。因两者常同时出现，故称呕吐。

呕吐可见于现代医学的神经性呕吐，急、慢性胃炎，胃扩张，贲门痉挛，幽门痉挛，胃神经官能症，胆囊炎，胰腺炎等。

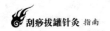

【病因病机】

胃主受纳,腐熟水谷,以和降为顺,若气逆于上则发为呕吐。导致呕吐的病因主要有外邪犯胃,饮食不节,情志失调,病后体虚。如风、寒、暑、湿之邪或秽浊之气侵犯胃腑,致胃失和降,气逆于上则发呕吐;或饮食不节,暴饮暴食,过食生冷肥甘,误食腐败不洁之物,损伤脾胃,导致食滞不化,胃气上逆而呕吐;或因恼怒伤肝,肝失调达,肝气横逆犯胃,胃气上逆;或忧思伤脾,脾失健运,使胃失和降而发为呕吐;或因劳倦内伤,中气耗损,中阳不振,津液不能四布,脾虚不能化生精微,积于胃中,饮邪上逆,也可发生呕吐。

【辨证】

1. 实证

【临床表现】主症:发病急,呕吐量多,吐出物多酸臭味,或伴恶寒发热。

兼见呕吐清水或痰涎,胸脘痞闷,头身疼痛,喜暖畏寒,食久乃吐,大便溏薄,舌白,脉迟者,为寒邪客胃;食入即吐,呕吐酸苦热臭,口干而渴,喜寒恶热,大便燥结,苔黄,脉数者,为热邪内蕴;呕吐清水痰涎,脘闷纳差,头眩心悸,苔白腻,脉滑者,为痰饮内阻;呕吐多在食后精神受刺激时发作,嗳气吞酸,胸胁胀痛,平时多烦善怒,苔薄白,脉弦者,为肝气犯胃。

2. 虚证

【临床表现】主症:病程较长,发病较缓,时作时止,吐出物不多,气味腐臭。

兼见饮食稍有不慎,呕吐即易发作,时作时止,食欲不振,脘部痞闷,大便不畅,倦怠乏力,舌淡苔薄,脉弱无力者,为脾胃虚寒。

【治疗】

1. 基本治疗

治法:和胃降逆,理气止呕。以手厥阴、足阳明经穴及相应募穴为主。

主穴:中脘、内关、足三里。

配穴：寒吐者，加上脘、胃俞；热吐者，加合谷，并可用金津、玉液点刺出血；食滞者，加建里、天枢；痰饮者，加丰隆；肝气犯胃者，加阳陵泉、太冲；脾胃虚寒者，加脾俞、胃俞、三阴交；腹胀者，加天枢；肠鸣者，加脾俞、大肠俞；泛酸干呕者，加公孙。

操作：足三里平补平泻法，内关、中脘用泻法。虚寒者，可加用艾灸。呕吐发作时，可在内关穴行强刺激并持续行针 1~3 分钟。

方义：内关为手厥阴经络穴，宽胸理气，降逆止呕。足三里为足阳明经合穴，疏理胃肠气机，和降胃气。中脘乃胃之募穴，理气和胃止呕。

2. 其他治疗

（1）耳针法：选胃、贲门、交感、神门、脾、肝。轻刺激，留针 20 分钟。

（2）穴位注射法：选穴参照基本治疗穴位，用维生素 B_1 或维生素 B_{12} 注射液，每穴注射 0.5~1.0 毫升，每日或隔日 1 次。

小提示：

（1）针灸治疗呕吐效果良好，因妊娠或药物反应引起的呕吐，亦可参照本节治疗。但上消化道严重梗阻、癌肿引起的呕吐以及脑源性呕吐，有时只能作对症处理，应重视原发病的治疗。

（2）适寒温，节饮食，慎起居。

（六）呃逆

呃逆，又称膈肌痉挛，是指胃气上逆，膈肌痉挛，气逆上冲，喉间呃呃连声，声短而频，不能自止的一种病症。正常人有时也会发生呃逆，属于生理性的。但如呃逆为持续性，并与进食无关，则常为病理性的。呃逆的病因分为反射性、中枢性、代谢障碍性和精神性四类，多与各种疾病有关。

【病因病机】

本病病因有寒邪蕴积，燥热内盛，气郁痰阻，脾胃虚弱等种类。

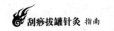

病位在膈，病变脏腑主要在胃，涉及肺、肝、肾。

【治疗】

理气和胃，降气平呃。

1. 针灸

（1）取穴

主穴：中魁。

（2）治法

取中魁一穴，可用针刺，亦可用灸法。刺法：患者平卧，解开衣裤，局部消毒后，用28号0.5~1寸之毫针，分别于左右中魁穴同时垂直进针，针深约0.2寸，用捻转手法，施强刺激。在进针时，嘱患者深吸气一口，再做最大限度的憋气动作，行针期间令其连续憋气3~5次即可。一旦呃逆停止，即令患者做腹式深呼吸，留针30分钟，每隔5分钟运针1次。灸法：适宜重症呃逆。可在中魁穴上涂少许凡士林，然后置麦粒大小艾炷点燃，连续5~7壮，每日1~2次，若灸瘢有渗液，可涂龙胆紫药水，并用消毒纱布覆盖。

2. 电针

（1）取穴

主穴：鸠尾、天鼎、膻中。

配穴：内关、天突、列缺、足三里。

（2）治法

主穴每次任选1穴，配穴可取1~2穴，配合应用。鸠尾穴，以5~6寸长之毫针，按25度角将针迅速刺入皮下，然后卧针，平透至建里或下脘穴，留针半小时。如无效，加刺天突，以2寸毫针直刺入天突，约0.2~0.3寸深，然后将针转向下方，沿胸后壁刺1~1.5寸深（刺天突穴应特别注意安全，针尖忌偏向左或右），忌捻转提插。接通电针仪，负极接鸠尾，正极接天突，用连续波，先予高频率（3000~5000次/分）、强电流（强度以患者可耐受为宜），通电1分钟。然后将电流强度与频率调节至患者感到舒适为度，继续通电30分钟。天鼎穴，可令患者仰卧，取28号2寸针，先直刺入穴位

0.2 寸左右，然后向天突方向透刺。当毫针刺入一定深度，触及膈神经时（此时病人可出现反射性膈肌收缩现象），接通电针仪（双侧天鼎）。先以连续波，高频率及较强的电流（以病人可耐受为度）刺激1 分钟，随即调至病人感到舒适的低频及较弱强度的电流。膻中穴，令患者张口做深长呼吸，针尖向上沿皮刺入穴 0.3~2 寸。向肘部斜刺双侧列缺穴 0.2~0.5 寸深，先作强刺激手法，继而循上法通电针。内关、足三里，于呃逆停止发作后针刺，得气后以平补平泻法均留针 15 分钟，每日 1 次，3~5 次为一疗程。

3. 耳针

（1）取穴

主穴：耳中、胃穴。

配穴：肝穴、脾穴、神门、皮质下穴、交感穴、肾上腺穴。

（2）治法

主穴必取，每次据症酌加配穴 2~3 个。耳中，取 0.5 寸毫针浅刺泻法，持续捻转或括针柄半分钟，然后透刺至胃穴，提插行针至得气后，用胶布固定埋针。根据症情，埋针 1~2 天。配穴可针刺得气后留针 30 分钟，一般双侧穴均取。

4. 体针加耳针

（1）取穴

主穴：膈俞，耳中（耳穴）。

（2）治法

患者取侧卧位，膈俞穴双侧均取，医者以 4 根 1 寸毫针在该穴之上下左右约 1.5 厘米处斜向刺入，针尖均指向穴中，施小幅度捻转手法。同时用 0.5 寸毫针刺一侧的耳中穴至有胀痛感，均留 20 分钟后出针，每日 1 次。

5. 体针

（1）取穴

主穴：陷谷。

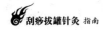

（2）治法

令患者仰卧或取坐位，双侧均取，用 2 寸长毫针向足心方向进针 1.5 寸，行大幅度捻转 5 分钟，同时嘱患者深吸一口气后屏住，屏气时间越长越好，然后缓慢匀速呼出，留针 30 分钟。在留针过程中重复此屏气动作，每隔 5 分钟行针一次。每日 1 次，持续治疗 10 次为一疗程。

小提示：

（1）针灸治疗呃逆疗效显著。
（2）呃逆停止后应积极治疗引起呃逆的原发病。

（七）腹痛

腹痛指胃脘以下，耻骨毛际以上部位发生疼痛，是临床上极为常见的一个症状。腹部内有肝、胆、脾、肾、大小肠、膀胱等脏腑，体表为足阳明、足少阳、足三阴经、冲任带脉所过，若外邪侵袭，或内有所伤，以致上述经脉气血等受阻，或气血不足以温养均可导致腹痛。

【病因病机】

感受外邪，饮食所伤，情志失调及素体阳虚等，均可导致气机阻滞、脉络痹阻或经脉失养而发生腹痛。外邪侵入腹中，邪滞于中，气机阻滞，不通则痛。若外感寒邪，或过食生冷，经脉受阻可引起腹痛。若感受湿热之邪，恣食辛热厚味，湿热食滞交阻，导致气机不和，腑气不通，亦可引起腹痛。或情志抑郁，肝失调达，气机阻滞，或因腹部手术后跌仆损伤，导致气滞血瘀，络脉阻塞而引起腹痛。或素体阳虚，气血化生不足，脏腑经脉失于温养，发为腹痛。尤其是足太阴经、足阳明经别入腹里，足厥阴经抵小腹，任脉循腹里，因此，腹痛与这四条经脉密切相关。

【辨证】

1. 急性腹痛

【临床表现】 主症：胃脘以下、耻骨毛际以上部位疼痛，发病急骤，痛势剧烈，伴发症状明显，多为实证。

兼见腹痛暴急，得温则减，遇寒加剧，腹胀肠鸣，大便自可或溏薄，四肢欠温，口不渴，小便清长，舌淡，苔白，脉沉紧者为寒邪内积；腹痛拒按，胀满不舒，大便秘结或溏滞不爽，烦渴不欲饮，小便短赤，舌红，苔黄腻，脉濡数者为湿热壅滞；脘腹胁肋胀闷或痛，攻窜作痛，痛引少腹，得嗳气或矢气则腹痛酌减，遇恼怒则加剧，舌紫暗，或有瘀点，脉弦涩者为气滞血瘀。

2. 慢性腹痛

【临床表现】主症：胃脘以下、耻骨毛际以上部位疼痛，病程较长，腹痛缠绵，多为虚证，或虚实兼夹。

兼见腹痛缠绵，时作时止，饥饿劳累后加剧，痛时喜按，大便溏薄，神疲怯冷，胃纳不佳，面色不华，苔淡薄白，脉沉细者为脾阳不振。

【治疗】

1. 基本治疗

治法：通调腑气，缓急止痛，以足阳明、足太阴、足厥阴经及任脉穴为主。

主穴：足三里、中脘、天枢、三阴交、太冲。

配穴：寒邪内积者，加神阙、公孙；湿热壅滞者，加配阴陵泉、内庭；气滞血瘀者，加曲泉、血海；脾阳不振者，加脾俞、肾俞、章门。

操作：太冲用泻法，关元用补法，其余主穴用平补平泻法。寒证可用艾灸。腹痛发作时，足三里用持续的强刺激1~3分钟。

方义：足三里为胃之下合穴，中脘乃腑会、胃之募穴，天枢位于腹部，三穴连用可通调腑气，三阴交调理足三阴经之气血。肝经原穴太冲，疏肝气而调气机，通则不痛。

2. 其他治疗

（1）耳针法：选胃穴、小肠穴、大肠穴、肝穴、脾穴、交感穴、神门穴、皮质下穴。每次以2~4穴，疼痛时用中强刺激捻转，亦可用

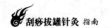
揿针或王不留行籽按压，本法适用于急、慢性肠炎引起的腹痛。

（2）皮肤针：选局部阿是穴 2~3 个，用皮肤针轻轻叩刺，适用于气滞血瘀腹痛。

小提示：

（1）针灸治疗腹痛效果较好，止痛迅速。

（2）针灸治疗同时应结合其他检查，明确病因。

（八）痢疾

痢疾是夏秋季常见的肠道传染病，以腹痛腹泻，里急后重，痢下赤白脓血为主要临床表现。一般分为湿热痢、寒湿痢、疫毒痢、噤口痢、休息痢五种类型。

现代医学的急性细菌性痢疾、中毒性菌痢、阿米巴痢疾，均可参照本节论治。

【病因病机】

痢疾多由饮食生冷、不洁之物，或感受时令之邪所致。外邪与食滞阻碍肠腑，气机不利，大肠传导功能失职，湿热相搏，壅滞腑气，肠络受损，而致下痢脓血，形成湿热痢；寒湿困脾，脾失健运，邪留肠中，气机阻滞，形成寒湿痢；感受疫毒之邪，毒邪熏灼肠道，热毒内盛，引动内风，蒙蔽清窍，而成疫毒痢；若疫毒上冲于胃，使胃气上逆而不降，为噤口痢；若痢疾迁延日久，中焦虚弱，命门火衰，正虚邪恋，常因受凉或饮食不当而反复发作，成为休息痢。

【临床表现】主症：大便次数增多，便中带有黏液脓血，腹痛，里急后重。

兼见下痢赤白相杂，腥臭，肛门灼热，小便短赤，或恶寒发热，心烦，口渴，舌红，苔黄腻，脉滑数者，为湿热痢；痢下赤白黏冻，或纯为白冻，脘腹胀满，喜暖畏寒，口淡不渴，头身困重，苔白腻，脉濡缓者，为寒湿痢；发病急骤，腹痛剧烈，痢下鲜紫脓血，里急后重甚，壮热口渴，烦躁不安，恶心呕吐，甚则神昏、惊厥，舌红绛，苔黄燥，脉滑数者，为疫毒痢；痢下时发时止，日久不愈，发则下痢脓血或黏液，临厕腹痛里急，饮食减少，神疲乏力，畏寒，舌淡苔腻，脉濡软或虚数者，为休息痢。

【治疗】

1. 基本治疗

治法：清热化湿，通肠导滞。以足阳明、任脉、手阳明经穴为主。

主穴：天枢、关元、上巨虚、合谷。

配穴：湿热痢者，加曲池、内庭、阴陵泉；寒湿痢者，加中脘、气海、阴陵泉；疫毒痢者，加大椎、中冲、十宣放血；噤口痢者，加内关、中脘；休息痢者，加脾俞、肾俞；久痢脱肛者，加百会、长强。

操作：关元用平补平泻法，其余主穴用泻法。急性痢疾者，每日治疗2次，每次留针30分钟；寒湿痢、休息痢可配合艾灸。疫毒痢者，大椎、中冲、十宣点刺放血。

方义：天枢为大肠募穴，关元为小肠之募穴，合谷为大肠原穴，三穴可通调大肠气血，"行血则脓血自愈，调气则后重自除"。上巨虚为大肠下合穴，合治内腑，可清理肠道湿热。

2. 其他治疗

（1）耳针法：选大肠、直肠下段、胃穴、脾穴、肾穴、腹穴。每次3~4穴，用强刺激，留针20分钟，每日1~2次。

（2）穴位注射法：选穴参照基本治疗，用黄连素注射液，或用10%葡萄糖注射液，或用维生素 B_1 注射液，每穴注射0.5~1.0毫升，每日1次。

小提示：

（1）针灸治疗急性菌痢和阿米巴痢疾，临床有显著疗效，但中毒性菌痢，病情凶险，应采取综合疗法和抢救措施。

（2）病人应进行隔离，注意饮食。

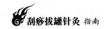

（九）高血压

高血压是一种常见的慢性疾病，分为两类，少数患者的高血压继发于其他疾病，叫作继发性高血压。而在绝大多数患者中，高血压病因不明，称之为原发性高血压，主要以安静状态下持续性动脉血压增高为主要表现。本病发病率较高，且有不断上升和日渐年轻化的趋势。病因至今未明，目前认为是在一定的遗传易感性基础上由多种后天因素作用所致，与遗传、年龄、体态、职业、情绪、饮食等有一定的关系。

【病因病机】

根据临床上的主要证候、病程转归以及并发症，本病可归属于中医"头痛""眩晕""肝风"等范畴。《素问·至真要大论》曰"诸风掉眩，皆属于肝""肾虚则头重高摇，髓海不足则脑转耳鸣"。认为本病与肾阴不足、肝阳偏亢有关，多因精神因素、饮食失节等诱发。

【临床表现】 高血压早期约半数病人无明显症状，常在体检时偶然发现。如血压波动幅度大可有较多症状，常见头痛，头晕，头胀，眼花，耳鸣，乏力，心悸，失眠，健忘等。随着病情的发展，血压明显而持续性地升高，则可出现脑、心、肾、眼底等器质性损害和功能障碍。

（1）肝火亢盛。眩晕头痛，惊悸，烦躁不安，面红目赤，口苦，尿赤便秘，舌红、苔干黄，脉弦。

（2）阴虚阳亢。眩晕头痛，头重脚轻，耳鸣，五心烦热，心悸失眠，健忘，舌质红、苔薄白，脉弦细而数。

（3）痰湿中阻。眩晕头痛，头重，胸闷，心悸，食少，呕恶痰涎，苔白腻，脉滑。

（4）气虚血瘀。眩晕头痛，面色萎黄，心悸怔忡，气短乏力，纳差，唇甲青紫，舌质紫暗或见有瘀点，脉细涩。

（5）阴阳两虚。眩晕头痛，面色萎暗，耳鸣，心悸，动则气急，甚则咳喘，腰腿酸软，失眠或多梦，夜间多尿，时有浮肿，舌淡或红、苔白，脉细。

【治疗】

1. 基本治疗

治则：肝火亢盛、阴虚阳亢者，滋阴降火、平肝潜阳，只针不灸，用泻法；痰湿壅盛者，健脾化痰、清利头目，针灸并用，用平补平泻；气虚血瘀者，益气养血、化瘀通络，针灸并用，补泻兼施；阴阳两虚者，滋阴补阳、调和脏腑，针灸并用，用补法。

选穴：百会、曲池、合谷、太冲、三阴交、风池。

方义：百会居于巅顶，为诸阳之会，并与肝经相通，针之泻诸阳之气，平降肝火；曲池、合谷清泻阳明，理气降压；太冲为肝经原穴，疏肝理气，平降肝阳；三阴交为足三阴经交会穴，调补脾肝肾，配伍应用以治其本。

加减：肝火亢盛加风池、行间平肝泻火，阴虚阳亢加太溪、肝俞滋阴潜阳，痰湿壅盛加丰隆、足三里健脾化痰，气虚血瘀加血海、膈俞益气活血，阴阳两虚加关元、肾俞调补阴阳，头晕头重加百会、太阳清利头目，心悸怔忡加内关、神门宁心安神。

操作：痰湿壅盛、气虚血瘀、阴阳两虚者，百会可加灸；太冲应朝涌泉方向透刺，以增滋阴潜阳之力，其他腧穴常规针刺。

2. 其他疗法

（1）皮肤针：叩刺项后、腰骶部和气管两侧，力度依病情虚实和病人体质强弱而定。每日1次。

（2）三棱针：取耳尖、百会、大椎、印堂、太冲、曲池等穴。每次选1~2穴，点刺出血3~5滴，2~3天1次。

（3）耳针：取肾穴、神门穴、枕穴、内耳穴、皮质下穴。刺法：中等刺激。每次取2~3穴，留针20~30分钟，间歇捻针。每天一次，5~7天一个疗程，血压过高还可在降压沟和耳尖点刺出血。

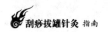

小提示：

（1）针灸对1、2期高血压有较好的效果，对3期高血压可改善症状，但应配合降压药物治疗。高血压危象时慎用针灸。

（2）长期服用降压药物者，针灸治疗时不要突然停药。治疗一段时间，待血压降至正常或接近正常，自觉症状明显好转或基本消失后，再逐渐减小药量。

（3）高血压也可作为某些疾病的一种症状，如心脑血管疾病、内分泌疾病、泌尿系统疾病等发生的高血压，称为"症状性高血压"或"继发性高血压"，须与原发性高血压相区别。

（十）冠心病

冠心病心绞痛（以下简称心绞痛）指因冠状动脉供血不足，心肌急剧地、暂时地缺血缺氧所引起的临床综合症。主要表现为突然发作的胸骨后和左胸前疼痛，呈压榨性或窒息性，可向左肩、左臂直至无名指与小指放射。疼痛持续1~5分钟，很少超过10~15分钟，休息或含用硝酸甘油可缓解。心绞痛多因劳累、饱餐、寒冷、情绪激动诱发，发作时，患者面色苍白，表情焦虑，甚至可出冷汗。

【治疗】

1. 体针（之一）

（1）取穴

主穴：分两组：一组心俞（或第5胸椎棘不旁开的夹脊穴）、内关，二组厥阴俞（或第4胸椎棘突旁开的夹脊穴）、膻中。

配穴：通里、间使、足三里、神门、巨阙。

（2）治法

主穴，两组交替；配穴，据症选1~2穴。

操作：背部穴，斜向脊柱椎体深刺，提插捻转至有酸麻感窜至前胸，刮针柄2分钟；内关、间使等穴，以"气至病所"手法激发针感向上传导，能达侧胸或前胸最佳，然后施平补平泻法2分钟，余穴用泻法。均留针15~20分钟，每隔5分钟运针一次，亦为2分钟。每日

1 次，发作频繁者日可 2~3 次。

2. 体针（之二）

（1）取穴

主穴：神门、劳宫、后溪。

配穴：心俞、通里、郄门、内关、大陵、厥阴俞、膻中、至阳、涌泉、素髎。

（2）治法

主穴必取，根据病情酌选 3~5 个配穴。用毫针，以平补平泻法为主，急性期施泻法。每日 1 次，15 次为一疗程。治疗期间，一般停服扩血管药。

3. 耳针

（1）取穴

主穴：分两组：一组心，二组小肠、交感、内分泌。

配穴：皮质下穴、肾穴、胸穴、神门、缘中。

（2）治法

一般取主穴，可两组穴位同时取，也可单取第一组，必要时酌加配穴，每次取 3~5 穴。症情较重时，心、小肠等主穴可刺两根针。

在穴区探得敏感点，毫针刺入作中等强度反复捻转，留针 1 小时，隔 5~10 分钟行针一次。亦可接通电脉冲治疗仪，刺激 1 小时，用疏密波或密波，强度以病人能耐受为宜。另外，在应用耳针同时，要配合体针治疗，以加强效果。体针的取穴与操作，同本病体针治疗部分。

4. 艾灸

（1）取穴

主穴：心俞、厥阴俞（或至阳）、膻中、内关。

配穴：心气虚加足三里，气阴两虚加三阴交、太溪，气滞血瘀加膈俞、三阴交。

（2）治法

包括灸器灸和艾卷灸。灸器灸法为：主穴每次取 2~3 穴，配穴据症而取。胸背部穴可用温灸盒或固定式艾条温灸器灸，四肢穴可用圆

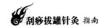

锥式温灸器灸疗。一般用补法，本虚标实者，施泻法。具体操作为：补法，将燃着的艾条置于灸器内，使艾条与穴位的距离约 3~5 厘米，任其慢慢燃烧（如为温盒灸，将盖盖上），火力和缓，温灸 20~30 分钟，以局部皮肤出现红晕为度，停灸后，再用手指按压施灸的穴位，至患者感觉酸胀。泻法，施灸时，使艾条与穴位距离保持在 2~3 厘米左右，温盒灸，宜揭开盒盖，并用气吹火，促其燃烧火力较猛，灸 5~10 分钟，使局部皮肤出现红润潮湿并稍感灼烫，停灸后，不按其穴。每日或隔日 1 次，10 次为一疗程。

艾卷灸一般仅取主穴，效不显时加配穴。患者取平卧位，充分暴露穴位。取市售药艾卷（如无可用清艾条）一支，点燃一端后先施灸一侧内关穴，灸火约距皮肤 1.5~3 厘米，采用温和灸法，使患者局部有温热感而无灼痛为宜，然后灸另一侧内关穴，再依次施灸膻中、心俞及至阳等，每穴均灸 4 分钟，以局部出现红晕为度。每日 1 次，6 次为一疗程，休灸 1 天后再继续灸第 2 疗程。

5. 穴位敷贴

（1）取穴

主穴：分三组：一组心俞、巨阙、内关、上巨虚，二组厥阴俞、中脘、间使、足三里，三组神阙、至阳。

配穴：气滞加肺俞、气海，血瘀加膻中、膈俞，痰浊加丰隆、太白，寒凝加关元、命门。

（2）治法

以主穴为主，前两组交替使用，酌加配穴。将丹参等药物制成粟粒大小之药丸置于 7×7 毫米见方大之胶布上，再贴于穴位上。要求选穴准确，贴压时以局部有酸、胀、麻、痛感，或向上、下传导，每次贴敷 6~12 个。

第 3 组用宁心膏（丹参、当归、川芎、红花、羌活各 10 份，丁香 5 份，苏合香 5 份，氮酮 1 份，蜂蜜适量，制成稠膏）5 克，涂于穴位，涂药直径 2~4 厘米，厚 3~5 毫米，每次敷贴 1 个穴位。

均隔日换贴 1 次，30 次为一疗程。

6. 穴位埋线

（1）取穴

主穴：心俞（双）、天池（左）、巨阙。

配穴：有慢性支气管炎者加膻中。

（2）治法

皮肤常规消毒，在穴位上下方各 1.5 厘米处用 2% 普鲁卡因注射 2 个皮丘，然后用大三角针带Ⅱ号羊肠线（双），从一皮丘处进针，从另一皮丘处出针。用止血钳夹住羊肠线两末端，一手持止血钳，另一手持持针器，来回上下拉动数次，之后松开止血钳，将羊肠线两末端拉入皮下，再沿羊肠线缝合处沿皮肤剪断，再用两手指将穴位捏起，转动一下，使羊肠线两残端均埋入皮下，然后无菌包扎。

7. 腕踝针

（1）取穴

主穴：上 2 区。在腕掌侧面的中央，掌长肌腱与桡侧屈腕肌腱之间，即心包经之内关穴。

配穴：神门。

（2）治法

主配穴同用，取左侧，均采用腕踝针刺法。进针点常规消毒，右手持针，左手拇、食指绷紧皮肤，针体与皮肤呈 30 度角，迅速刺破皮肤后，使针体与皮肤近于平行，紧贴真皮层，不能过深，进针要快，推针要慢，要表浅，要松弛，以不引起酸、麻、胀、痛为宜，视病情进针深度为 75~125 毫米，留针 60~120 分钟。每日 1 次，10 次为一疗程，可连续针刺 10 个疗程。

（十一）心悸

心悸指患者自觉心中悸动，剔剔不安，甚则不能自主的一类证候。本病症可见于多种疾病过程中，多与失眠、健忘、眩晕、耳鸣等并存，凡各种原因引起心脏频率、节律发生异常，均可导致心悸。

西医学中某些器质性或功能性疾病如冠心病、风湿性心脏病、高

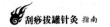

血压性心脏病、肺源性心脏病、先天性心脏病、各种心律失常，以及贫血、低血钾症、心神经官能症等，均可参照本篇治疗。

【病因病机】

本证的发生常与平素体质虚弱，情志所伤、劳倦、汗出受邪等有关。平素体质不强，心气怯弱，或久病心血不足，或忧思过度，劳伤心脾，使心神不能自主，发为心悸；或肾阴亏虚，水火不济，虚火妄动，上扰心神而致病；或脾肾阳虚，不能蒸化水液，停聚为饮，上犯于心，心阳被遏，心脉瘀阻，而发本病。

【辨证】

主症：自觉心跳心慌，时作时息，并有善惊易恐，坐卧不安，甚则不能自主。

兼见气短神疲，惊悸不安，舌淡苔薄，脉细数，为心胆虚怯；头晕目眩，纳差乏力，失眠多梦，舌淡，脉细弱，为心脾两虚；心烦少寐，头晕目眩，耳鸣腰酸，遗精盗汗，舌红，脉细数，为阴虚火旺；胸闷气短，形寒肢冷，下肢浮肿，舌淡，脉沉细；心痛时作，气短乏力，胸闷，咳痰，爪甲唇舌紫黯，或舌有瘀点，脉沉细迟涩或结代，为心脉瘀阻。

【治疗】

1. 基本治疗

治法：调理心气，安神定悸，以手厥阴、手少阴经穴为主。

主穴：内关、郄门、神门、厥阴俞、巨阙。

配穴：心胆虚怯者，加胆俞；心脾两虚者，加脾俞、足三里；阴虚火旺者，加肾俞、太溪；水气凌心者，加膻中、气海；心脉瘀阻者，加膻中、膈俞；善惊者，加大陵；多汗者，加膏肓；烦热者，加劳宫；耳鸣者，加中渚、太溪；浮肿者，加水分、中极。

操作：毫针平补平泻法。

方义：心包经内关及郄穴郄门可调理心气，疏导气血。心经原穴神门，宁心安神定悸。心包之背腧厥阴俞配心之募穴巨阙，可益心气，宁心神，调理气机，诸穴配合以收镇惊宁神之效。

2. 其他治疗

（1）穴位注射法：选穴参照基本治疗，用维生素 B_1 或维生素 B_{12} 注射液，每穴注射 0.5 毫升，隔日 1 次。

（2）耳针法：选神门、心穴、皮质下穴、肾穴、肝穴、胆穴、胸穴、肺穴，毫针用轻刺激。亦可用揿针埋藏或用王不留行籽贴压。

【按语】

针灸治疗心悸效果较好，本病可发生于多种疾病，治疗必须明确诊断。

（十二）癫痫

癫痫是由于大脑皮质突然发生过量放电引起的阵发性、短暂的功能失调，以精神抑郁、表情淡漠、沉默痴呆、语无伦次、静而少动为特征。属于中医学"郁证"的范畴，多见于西医学的抑郁症、强迫症、精神分裂症等。常因情志刺激、意欲不遂等因素而诱发，或有家族史。

【病因病机】

中医学认为，癫痫的发生乃阴气过旺（所谓"重阴则癫"），多因情志所伤、思虑太过、所愿不遂，以致肝气郁结，心脾受损，脾失健运，痰浊内生，痰气上逆，蒙蔽心神，神明失常，发为本病。

【辨证】

精神抑郁，多疑多虑，焦急胆怯，自语少动，悲郁善哭，呆痴叹息等。

（1）痰气郁结。精神抑郁，神志呆钝，胸闷叹息，忧虑多疑。自语或不语，不思饮食，舌苔薄白而腻，脉弦细或弦滑。

（2）气虚痰凝。精神抑郁，淡漠少语，甚则目瞪若呆，妄闻妄见，面色萎黄，大便稀溏，小便清长，舌胖而淡，苔白腻，脉滑或脉弱。

（3）心脾两虚。神志恍惚，疲乏无力，言语错乱，心悸易惊，善悲欲哭，夜寐不安，食少，舌淡、苔白，脉细弱。

（4）阴虚火旺。神志恍惚，多言善惊，心烦易躁，不寐，形瘦面红，口干，舌红、少苔或无苔，脉细数。

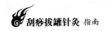
【治疗】

1. 基本治疗

治则：涤痰开窍，养心安神。心脾两虚者针灸并用，补法；痰气郁结、气虚痰凝、阴虚火旺者以针刺为主，泻法或平补平泻。

选穴：脾俞、丰隆、心俞、神门。

方义：脾为生痰之源，取脾之背腧穴脾俞、胃之络穴丰隆健脾胃、化痰湿以治其本；心为神之舍，取心之背腧穴心俞、心经原穴神门调养心神、醒脑开窍。标本同治，癫病当除。

加减：痰气郁结加中脘、太冲调气解郁，气虚痰凝加足三里、中脘益气健脾，心脾两虚加足三里、三阴交健脾养心、益气安神，阴虚火旺加肾俞、太溪、大陵、三阴交滋阴降火。

操作：所用腧穴均常规针刺，背腧穴注意针刺的方向、角度和深度，以防伤及内脏。

2. 其他疗法

（1）耳针：取心穴、胃穴、脑穴、脑干穴、皮质下穴、肾穴、枕穴、神门。每次选用3~5穴，毫针浅刺、轻刺激，留针30分钟，也可用王不留行籽贴压。

（2）电针：取百会、水沟、通里、丰隆。针后在四肢穴位接电针仪，用断续波强刺激15~30分钟。

（3）穴位注射：取心俞、膈俞、间使、足三里、三阴交。每次选l~2穴，用25~50毫克氯丙嗪注入，每天注射1次。

小提示：

（1）针灸对本病有一定疗效，但在治疗前应明确诊断，与癔病、脏躁相鉴别。

（2）在治疗过程中，家属应积极配合对患者加强护理，结合心理治疗，以提高疗效。

（十三）坐骨神经痛

坐骨神经痛是指沿坐骨神经通路（腰部、臀部、大腿后侧、小腿后外侧及足外侧）以放射性疼痛为主要特点的综合征。

【病因病机】

中医学对本病早有认识，主要属于"痹症"范畴，古代文献中称为"坐臀风""腿股风""腰腿痛"等。在《灵枢·经脉》篇记载足太阳膀胱经的病候中有"脊痛，腰似折，髀不可以曲，腘如结，腨如裂……"形象地描述了本病的临床表现。认为腰部闪挫、劳损、外伤等原因可损伤筋脉，导致气血瘀滞，不通则痛；久居湿地，或涉水、冒雨，衣着单薄、汗出当风，风寒湿邪入侵，痹阻腰腿部；或湿热邪气浸淫，或湿浊郁久化热，或机体内蕴湿热，流注足太阳、少阳经脉，均可导致腰腿痛。主要属足太阳、足少阳经脉及经筋病症。

【辨证】

以腰部或臀部、大腿后侧、小腿后外侧及足外侧出现放射性、电击样、烧灼样疼痛为主症，通常分为根性坐骨神经痛和干性坐骨神经痛两种，临床上以根性坐骨神经痛多见。

根性坐骨神经痛的病位在椎管内脊神经根处，常继发于腰椎管狭窄、腰椎间盘突出症、脊柱炎、脊柱裂（结核）等。主要表现为自腰部向一侧臀部、大腿后侧、小腿后外侧直至足背外侧放射，腰骶部、脊柱部有固定而明显的压痛、叩痛，小腿外侧、足背感觉减退，膝腱、跟腱反射减退或消失，咳嗽或打喷嚏等导致腹压增加时疼痛加重。

干性坐骨神经痛的病变部位在椎管外沿坐骨神经分布区，常见于髋关节炎、骶髂关节炎、臀部损伤、盆腔炎及肿物、梨状肌综合征等疾患。腰痛不明显，臀部以下沿坐骨神经分布区疼痛，在坐骨孔上缘、坐骨结节与大转子之间、腘窝中央、腓骨小头下、外踝后等处有压痛，小腿外侧足背感觉减退，跟腱反射减退或消失，腹压增加时无影响。

腰椎 X 光片、肌电图、CT 等检查有助于本病的诊断。

【治疗】

1. 基本治疗

治则：疏经通络、行气止痛，针灸并用，用泻法。

取穴：以足太阳、足少阳经腧穴为主。

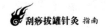

足太阳经型：环跳、阳陵泉、秩边、承扶、殷门、委中、承山、昆仑。

足少阳经型：环跳、阳陵泉、风市、膝阳关、阳辅、悬钟、足临泣。

方义：由于坐骨神经痛有沿足太阳经、足少阳经放射疼痛两种情况，故循经取足太阳经穴和足少阳经穴以疏导两经闭阻不通之气血，达到"通则不痛"的治疗目的。环跳为两经交会穴，一穴通两经；阳陵泉乃筋之会穴，可舒筋通络止痛，故可通用。

加减：有腰骶部疼痛者，加肾俞、大肠俞、腰阳关、腰夹脊、阿是穴疏调腰部经络之气；与天气变化有关者，加灸大椎、阿是穴温经止痛；气滞血瘀者，加膈俞、合谷、太冲化瘀止痛。

操作：诸穴均常规针刺，用提插捻转泻法，以出现沿腰腿部足太阳经、足少阳经向下放射感为佳。

2. 其他疗法

刺络拔罐：用皮肤针叩刺腰骶部；或用三棱针在压痛点刺络出血，并加拔火罐。

电针：可按循经取穴原则配方施针，可按神经节段理论选用腰部夹脊穴，行较强的高频脉冲电刺激。

穴位注射：用10%葡萄糖注射液10~20毫升，加100毫克维生素 B_1 或加100微克维生素 B_{12} 混合，注射腰2~4夹脊及秩边等穴，在出现强烈向下放射的针感时稍向上提，将药液迅速推入，每穴5~10毫升。疼痛剧烈时亦可用1%普鲁卡因注射液5~10毫升，注射于阿是穴或环跳穴。

小提示：

（1）针灸治疗坐骨神经痛效果显著。如因肿瘤、结核等引起者，应治疗其原发病；腰椎间盘突出引起的可配合牵引或推拿治疗。

（2）急性期应卧床休息，椎间盘突出者须卧硬板床，腰部宜束阔腰带。

（3）劳动时须采取正确姿势，平时注意防寒保暖。

（十四）三叉神经痛

三叉神经痛系指三叉神经分布区内反复出现的阵发性短暂剧烈的疼痛，又称为痛性抽搐。其临床表现为：骤然发作闪电样、短暂的剧烈疼痛，性质如刀割样、钻刺样、火灼样或撕裂样。发作常无先兆，且严格限于三叉神经感觉支配区内。疼痛持续仅数秒至1~2分钟，并可引起同侧面部反射性抽搐。疼痛多为一侧性，常因面部动作或触碰面部某一点（称"扳机点"或"触发点"）而诱发。本症多发生于成年人，女性略多于男性。

【治疗】

1. 穴位注射

（1）取穴

主穴：Ⅰ支痛加鱼腰、阳白，Ⅱ支痛加四白、迎香、翳风，Ⅲ支痛加地仓、颊车、迎香。

配穴：太阳、阿是、风池、合谷。

阿是穴：系指触发点（扳机点）。

（2）治法

药液：654-2注射液或当归注射液。

每次取患侧主穴为主，酌加1~2个配穴。用5号齿科针头刺入，待有触电样感或其他形式针感时，略退针，缓慢注射654-2注射液，每穴5~10毫克，或当归液6毫升。每日1次，发作不频繁者，隔日1次，10次为一疗程。

2. 体针（之一）

（1）取穴

主穴：鱼腰、四白、下关。

配穴：夹承浆。

（2）治法

Ⅰ支痛，取鱼腰。针法：从鱼腰斜向下方刺入0.3~0.5寸，待有触电样针感传至眼及前额时，提插20~50次。

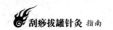

Ⅱ支痛，取四白。针法：从四白斜向上方约45度角进针。刺入0.5~0.8寸，待有触电样针感传至上唇与上牙等处时，反复提插20~50下。

Ⅱ与Ⅲ支或Ⅲ支痛，取下关。针法：直刺进针1.5寸深左右，当有触电样针感传至舌或下颌等处时，提插20~50次。如下关治疗效果不明显可加取夹承浆。针法：从夹承浆斜向前下方约30度角进针，刺入0.5寸左右，待有触电样针感传至下唇时，提插20~50次。

上述穴位，均取患侧。如未能获得所要求针感，应细心调节针刺方向及深度，直到满意为止。一般隔日1次，10次为一疗程，症情重者可根据情况每日1次。

3. 体针（之二）

（1）取穴

主穴：听宫、合谷。

配穴：眼支加鱼腰，上颌支加颧髎，下颌支加下关、颊车。

（2）治法

患者仰卧位，患侧向上，选用30号2寸毫针，先闭口取穴，快速直刺患侧听宫6~8分，提插平补平泻，使酸麻胀感向面部放射。嘱患者慢慢张口，在穴位四周斜刺或平刺3~5针，每针均有酸麻胀或触电感。留针30~60分钟，间隔10分钟运1次。余穴均每穴1针，捻转泻法，留针时间及间隔运针同上。每日1次，7次为一疗程，疗程间隔3日。

4. 电针

（1）取穴

主穴：Ⅰ支痛：鱼腰、攒竹，Ⅱ支痛：四白、下关，Ⅲ支痛：地仓、颧髎。

配穴：阳白、水沟、承浆、迎香。

（2）治法

据疼痛之神经支选穴，加取配穴2穴，均患侧。针刺得气后，接通G6805电针仪，采用可调波，频率150~600次/分，强度以病人可耐受为度，留针通电20~40分钟。留针期间，根据病人感应，略增大电流量1~2次，以维持重、胀、麻针感。每日1次，重者每日可2次。

5. 全息针

（1）取穴

主穴：第 2 掌骨桡侧近指掌关节处。

（2）治法

药液：当归寄生注射液。

取双侧穴区，先以拇指按压，在压痛最明显处，将当归寄生注射液作穴位注射。注射时用 5 号齿科针头，沿第 2 掌骨近指掌关节桡侧略斜刺入，待探测到有较强的得气感后，每穴注入药液 2 毫升，3 天注 1 次，10 次为一疗程。

6. 刺血

（1）取穴

主穴：分两组：一组上星、百会、五处、承光、通天、络却，二组前顶、百会、（头）临泣、目窗、正营、承灵。

（2）治法

每次取一组穴，两组穴交替使用。局部消毒后，用三棱针点刺穴位出血，每次每穴出血 1~5 滴，如不出血可用两手拇、食指挤压局部出血。每周治疗 2 次，10 次为一疗程。

7. 拔罐

（1）取穴

主穴：第 Ⅰ 支痛：太阳、阳白，第 Ⅱ 支痛：颧髎、四白，第 Ⅲ 支痛：夹承浆、口禾髎。

配穴：风池、合谷。

（2）治法

根据病变的分支，每次取 1~2 穴。以三棱针在穴位上快速点刺2~3 下，以刺入皮下为度，继以闪火法或抽吸法在该部位拔罐，留罐5~10 分钟，一般以每穴出血 1~2 毫升为宜。同时，应注意观察，拔罐处须出现红晕（但不现瘀斑）。起罐后，可针刺配穴。风池穴，针尖向对侧眼球方向刺入 1 寸，使针感向头顶或前额放散；合谷穴，针尖向心，刺入 1 寸，使针感向肘部放射。均用强捻转手法。上述操作，

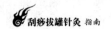

隔日进行 1 次，10 次为一疗程。

有些人经常面部疼痛，似电灼样、针刺样、刀割样或撕裂样地剧烈跳痛。医生认为，这是三叉神经痛，指的是面部三叉神经分布区的发作性短暂性剧痛，又称痛性抽搐。日常生活中普通的刺激，如谈话、进食、咀嚼、咳嗽、洗脸、剃须、刷牙或冷风吹面均可诱发。因此，患者异常恐惧，行动极为小心，常不敢进食、谈话、洗脸和漱口，以致面容污秽、憔悴，精神抑郁，情绪低落，对患者生活造成了很大的影响。

（十五）面神经麻痹

面神经麻痹，亦称 Bell 麻痹，是茎乳突孔内急性非化脓性炎症所引起的一种周围性面神经麻痹。其主要临床症状为一侧（极少可为双侧）面部表情肌突然瘫痪，眼睑闭合不全，泪液分泌减少，前额皱纹消失，眼裂扩大，鼻唇沟平坦，口角下垂，面部被牵向健侧等。本病确切病因迄今未明。面神经麻痹有自愈倾向，约 75% 病人在几周内可获得恢复。但是，病情轻重程度和是否处理恰当及时，对预后有重要的影响。目前，西医学尚无特效药物治疗，一般采用理疗、体疗等法。

【治疗】

1. 体针（之一）

（1）取穴

主穴：地仓、水沟、颧髎、四白、太阳、丝竹空、翳风、睛明。

配穴：合谷、内庭。

（2）治法

每次选主穴 4~5 穴，配穴 1 穴。面部穴可用透刺法，据透刺之两穴间距离选针，并以针尖到达止穴后再刺入 0.3 寸左右为宜。进针时，宜迅速点刺破皮，然后慢慢送针，不可提插捻转，针身与皮肤呈 10~15 度交角，针尖指向止穴。可用左手拇指或食指贴附在皮肤上，感觉针尖和针身的位置、方向和深浅。最佳者应将针身置于肌纤维之间，但不可过深。配穴宜直刺，用小幅度震颤法，使得气明显后留针。均留针 20~30 分钟。在留针期间行针 1~2 次，施捻转法，平补平泻。每日或隔日 1 次，10 次为一疗程，疗程间隔 5~7 天。

2. 电针

（1）取穴

主穴：牵正、地仓、水沟、阳白、鱼腰、翳风、下关。

配穴：合谷、行间、外关、后溪。

牵正穴位置：耳垂前方 0.5 寸处。

（2）治法

每次选 2~3 个主穴，配穴一般取 1~2 穴，如为后遗症，则宜取 3~4 穴。针刺前，先用左手指腹或手掌在患侧面部由轻到重向耳根方向推拿数次。针刺方法如下：额纹消失或变浅，眼裂增大，宜针阳白向下透鱼腰，迎香向上刺至睛下；鼻唇沟变浅，口角低垂歪斜，针地仓透颊车；太阳穴深刺。症候明显部位，接负极；正极可接于太阳穴，如为面肌麻痹后遗症可接双下关穴。采用慢波，电流强度以面部轻度抽动为宜。电针治疗，据观察在发病后 15 天应用效果较好。如早期用电针，通电时间须控制在 5~10 分钟左右；病程超过半月者，通电时间可延长至 15 分钟。亦可在得病后先针刺 5~7 次，再加用电针，以利恢复。电针每日 1 次，10 次为一个疗程，疗程间隔 3~5 天。

3. 穴位敷贴

（1）取穴

主穴：分 3 组：一组阳白、四白、牵正、地仓，二组下关、翳风，三组阿是穴。

配穴：颊车、太阳、大椎、大迎、瞳子髎。

阿是穴位置：共九个刺激点。第 1 点在患侧内颊膜部咬合线上，相当于第 2 臼齿相对区，在此点前后 0.5 厘米处各为 1 刺激点，然后在咬合线上下约 0.5 厘米的平行线上各选和前 3 点相对应的刺激点 6 个。

（2）治法

贴敷药物：分两组：一组麝香 2 克，全蝎 1.5 克，白胡椒 1.5 克，

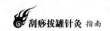

白花蛇 1 克，蜈蚣 1 条，共研细末。二组川芎、当归各 500 克，黄连 600 克，植物油 500 克，同置煎枯去渣，炼至滴水成珠，加黄丹 360 克，搅匀，收膏，取膏用文火熔化后，加入天牛粉 286 克，搅匀，分摊于纸上，每帖膏重 2 克。

治疗时，第 1 组药物用于第 1 组穴位，每次取 4 穴，主穴为主，酌加配穴。皮肤常规消毒后，医者捏起穴区皮肤，右手持经严密消毒之手术刀片，在穴位上轻割皮肤，呈"X"型，并挤出少量血，然后将撒有药粉之小块伤湿止痛膏（或胶布）贴在穴位上。注意不可割划太深，每周 1 次，穴位轮换。

第 2 组穴采用第 2 组药物贴敷，每次取主穴 1 个，酌加配穴 1 个。贴时将膏药加温熔化，5 天一换，穴位轮用。

第 3 组穴为点刺加芥末贴敷。先将芥末粉 10 克（小儿及少女用 5~7 克），用温水调成糊状，摊在纱布上，面积约 2~3 厘米，厚 0.5 厘米。先令患者以 1.3％食盐水漱口，然后用消毒三棱针以雀啄式在阿是穴每个刺激点，迅速点刺 10~20 下，然后将芥末敷于面颊外侧相应部位，约相当于下关、颊车、地仓 3 穴。病情重者，可加敷太阳等穴。敷后 12~24 小时取下。局部红肿，起水疱，宜按烫伤治疗。敷药后如出现热痛或流泪等，系正常现象，多在 4 小时左右停止。

上述方法，可单用一种，亦可轮用。一、二两组穴位，可以互相交替应用。

4. 针罐

（1）取穴

主穴：分两组。一组阿是穴；二组地仓、颊车、太阳。

配穴：睛明、承浆、听会、大迎、丝竹空。

阿是穴位置：颧髎穴下后方 1 寸许。

（2）治法

主穴每次用 1 组，交替轮用。配穴为透针所到之止穴，据主穴需要而定。第一组阿是穴，以 28 或 30 号毫针进 3 针，分别自皮下透向睛明、地仓、颊车，施捻转手法，平补平泻，运针 1~2 分钟后，出针，然后在针处拔火罐 10~15 分钟。第二组，在患侧地仓进 2 针，沿皮透刺至承浆；再从颊车进针 2 支沿皮透刺到听会和大迎穴；太阳进针 2 支，沿皮透刺至丝竹空和四白穴，留针 20 分钟。上述 2 组均为隔日 1 次，15 次为一疗程。平时嘱患者自行按摩患部。

5. 温针

（1）取穴

主穴：下关。

配穴：颊车、地仓、颧髎、太阳、四白、迎香、阳白、水沟、承浆、牵正。

（2）治法

主穴必取，酌加配穴 3~4 穴，交替轮用。下关穴取患侧，以 28 号毫针深刺得气后，针柄上置 1 寸长之艾条段，距皮肤约 1 寸左右，点燃灸灼，以病人感温热为度，待艾段燃尽出针。备用穴采用针刺或透刺之法。下关穴温针，也可用 95% 酒精中浸过之棉球，燃着后烧针，热度以病人能耐受为度。第一疗程每日 1 次，共针 10 次，停针 3~5 天，继续下一疗程，改为隔日 1 次。

6. 电针加穴位红外线照射

（1）取穴

主穴：阳白、下关、地仓、口禾髎、鱼腰。

配穴：翳风、合谷。

（2）治法

主穴每次取 3~4 穴，酌加配穴。先以毫针刺，提插结合捻转手法持续 1 分钟后，即接通电针仪，用疏密波，强度以面部肌肉出现轻微抽动为宜，刺激 15~20 分钟。取针后，用红外线灯照射，灯与皮肤距离为 31~40 厘米左右，照射时间约 15~20 分钟。为防止红外线损伤眼睛，照射前，宜以 3 厘米 ×3 厘米纱布数层将患者双眼盖住。在照射过程中，要调整灯距，以免灼伤皮肤。亦可电针后，留针照射。照射完毕出针，再按摩 10~15 分钟。隔日 1 次，5~7 次为一疗程，停针 3~5 天再做下一疗程。

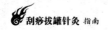

7. 综合法

（1）取穴

主穴：分3组：一组夹脊颈1~7，地仓、四白、阳白、下关，二组臼间、纠正，三组上2（腕踝针穴）。

配穴：攒竹、迎香、翳风、合谷、足三里。

臼间穴位置：口腔内后壁，上下臼齿咬合线上。

纠正穴位置：手小指尺侧指掌关节横纹头赤白肉际处。

（2）治法

主穴每次可取一组，亦可两组或三组综合取用。疗效不满意时，可酌加或改用配穴。第1组穴操作法：先取体穴2~3个，行透刺法，法同前述。在留针期间，以皮肤针叩刺夹脊颈1~7，包括督脉及椎旁，反复以中等度手法叩刺3~5遍，然后用艾条温灸至穴区潮红。第2组穴，针尖朝向屏间切迹底水平线进针，针深约2寸，提插2~3次，得气后即予出针；纠正穴可用28号毫针深刺，透合谷穴，略作捻转，使针感强烈后出针。患侧颊内黏膜如有瘀血，可用消毒三棱针点刺出血。第3组上2区，相当于内关穴而稍低些。用32号毫针2寸长，呈30度角速刺入皮内，进后放平针体，使针尖向肘部并与前臂平行，在皮下缓缓送入1.5寸左后，患者应无疼痛或酸麻胀等感觉，留针30分钟。第一、二组穴宜隔日1次，第三组穴可每日1次。15次为一疗程，疗程间隔3~5天。

8. 刺血

（1）取穴

主穴：为口腔内黏膜刺区，共3个：后区：患侧大臼齿对侧；中区：串侧小臼齿对侧；前区：患侧上下犬齿对侧。

（2）治法

每次可选定一个刺区。上部病变较重者取后区，中部病变较重者取中区，下部病变较重者取前区。如病程短者，可探寻得口腔黏膜的麻痹区或硬结处。治疗时，先令患者用温盐水漱口，清洁口腔，再以消毒之铍针（如无铍针可用手术刀代替）在选好之刺区，对口腔黏膜划割，作斜切口，长 1~1.5 厘米，深 0.1~0.3 厘米（小儿酌减）。然后用拇指与食、中指按摩挤压，并以压舌板向下刮血，体壮多出，体弱少出，直至血色鲜红为止。术后以 5% 盐水棉块蘸少许白糖敷贴刺血处。上法每日或隔日施行 1 次。注意：操作时应严格消毒，有出血倾向者及孕妇禁用本法。

9. 苇管器灸

（1）取穴

主穴：阿是穴。

阿是穴位置：患侧耳道口。

（2）治法

先应制作苇管器这一灸具。施灸时，令病人取卧位，将纯艾制成半个花生米大小的艾炷，放在苇管器半个鸭嘴形处，用线香点燃后，将胶布封闭苇管器内端插入耳道内。施灸时，以耳部感到温热为宜，一般皮肤温度约升高 2~3℃，每次灸 3~9 壮。每日 1 次，10 次为一疗程，疗程间隔 3 天。

10. 体针（之二）

（1）取穴

主穴：阳白透头维、阳白透攒竹、阳白透丝竹空、阳白透上星、太阳透地仓、颧髎透地仓、颧髎透迎香、颧髎透夹承浆、颊车透颧髎、下关透颧髎。

（2）治法

一般每次取三对穴，交替应用。按所透两穴之间的距离选取相应长度的毫针，以 15 度夹角的方向行沿皮透刺至预定穴区。透刺完毕，以食、拇指将针柄向一个方向捻转，直到针下出现阻滞而不能作单方向旋捻时，再行牵拉：紧握针柄，向透刺相反方向进行快速、轻柔、有弹性的牵拉，每组穴牵拉 3 分钟左右，每隔 10 分钟行上述方法一次，共 3~4 次。在最后一次时，将瘫痪肌群牵拉至与患侧基本对称的位置，并以胶布固定针柄，留针 1 小时后，反捻针柄取针。第一个月隔日针 1 次，第二个月隔 2 日针 1 次，第三个月隔 3 日针 1 次，一般

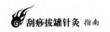

须治三个月。

（十六）急性心肌梗死

急性心肌梗死是冠状动脉骤然闭塞，血流中断，使部分心肌因严重的持久缺血而发生局部坏死。临床上表现为起病急剧，持续而剧烈的心前区的绞痛，恶心呕吐，大汗淋漓，发热，休克，白细胞增多，白细胞沉降率增加，血清酶活力增高及心电图进行性变化等。

【治疗】

1. 体针（之一）

（1）取穴

主穴：内关。

配穴：分两组：一组巨阙、心平，二组膻中、三阴交。

心平穴位置：位于心经线肘横纹下3寸处。

（2）治法

双侧内关每次必用，配穴两组交替，在内关效不明显时配用，或者同用。将针刺入内关后，快速提插捻转，频率每分钟120次左右，运针2分钟，留针15分钟刺激不宜过强，务使针感向前胸传导；亦可以上法快速捻转得气后，留针10分钟，再次捻针，至针感最强时出针。余穴亦用中强刺激，留针20分钟。留针期间，宜间断运针。

2. 体针（之二）

（1）取穴

主穴：分两组：一组巨阙、心平、足三里，二组膻中、内关、三阴交。

（2）治法

每次取一组主穴，两组交替。针刺得气后用中强刺激，留针20分钟，每日1次，12次为一疗程，疗程间隔1~2日，再针第二疗程。

3. 体针（之三）

（1）取穴

主穴：内关。

配穴：室性心律失常加三阴交、神门，慢速型心律失常加三阴交、人中、郄门，快速型心律失常加膻中、极泉、大陵。

（2）治法

主穴必取，据症加用配穴。内关穴针尖向上斜刺，施以中等度提插加捻转手法，持续 1~2 分钟。配穴针法：室性心律失常用平补平泻法；慢速型心律失常施以补法，以持续性弱刺激，快速型心律失常则采用强刺激泻。留针 30 分钟，每日 1 次。

（十七）急性乳腺炎

乳腺炎是由于细菌侵入乳腺和乳管组织而引起的乳房急性感染，以乳房红肿疼痛为主要特征，好发于产后 3~4 周内的初产妇，属于中医学"乳痈"的范畴（发于妊娠期的称为"内吹乳痈"，发于哺乳期的称为"外吹乳痈"）。

中医学认为，本病与足阳明胃经和足厥阴肝经关系密切，因为足阳明经直接经过乳房，足厥阴经至乳下胃经贯乳房。凡忧思恼怒、肝郁化火、恣食辛辣厚味、湿热蕴结于胃络，乳房不洁、火热邪毒内侵，均可导致乳络闭阻，郁而化热，积脓成痈。

【辨证】

以乳房红肿热痛为主要症状，同时伴有恶寒、发热、口渴、便秘等。患侧乳房可触及硬块、压痛，患侧腋下淋巴结肿大，实验室检查可见白细胞计数明显增高。

（1）气滞热壅（初期）。患侧乳汁瘀积，乳房局部皮肤微红，肿胀热痛，触之有肿块，伴有恶寒发热、胸闷恶心、口渴、纳差，苔黄，脉数。

（2）热毒炽盛（成脓期）。乳房内肿块逐渐增大，皮肤灼热焮红，触痛明显，持续性、波动性疼痛加剧，伴高热、口渴、小便短赤、大便秘结，舌红、苔黄腻，脉洪数。

（3）正虚邪恋（溃脓期）。约经 10 天左右，脓肿形成，触之有波动感，经切开或自行破溃出脓后寒热渐退，肿消痛减，疮口渐愈合；如脓肿破溃后形成瘘管，或脓流不畅、肿势和疼痛不减，病灶可能波及其他经络，形成"传囊乳痈"。伴有全身乏力、面色少华、纳差。

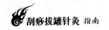

舌淡、苔薄，脉弱无力。

【治疗】

1. 基本治疗

治则：初期清热散结、通乳消肿，成脓期泻热解毒、通乳透脓，均以针刺为主，泻法；溃脓期补益气血、调和营卫，针灸并用，取补法或平补平泻。

取穴：膻中、乳根、期门、肩井。

方义：膻中、乳根均位于乳房局部，膻中为气之会穴，乳根属于胃经，刺之可宽胸理气，消除患部气血之阻遏；期门邻近乳房，又为肝之募穴，善疏肝理气、化滞消肿；肩井清泻肝胆之火，为治疗乳房肿痛的经验效穴。

加减：气滞热壅加合谷、太冲、曲池以疏肝解郁、宽胸理气、清泻阳明之热毒，热毒炽盛加内庭、大椎清泻阳明之火毒壅滞，正虚邪恋加胃俞、足三里、三阴交补益脾胃之气血、扶正祛邪，乳房胀痛甚者，加少泽、足临泣以通乳止痛，恶寒、发热加合谷、外关、曲池疏风清热，烦躁、口苦加行间、内关清心除烦。

操作：膻中向患侧乳房横刺，乳根向上刺入乳房底部，不可直刺、深刺，以免伤及内脏；期门沿肋间隙向外斜刺或刺向乳房，不能直刺、深刺，以免伤及内脏；肩井不可向下深刺，以免伤及肺尖，针尖应向前或后下方刺入，其他腧穴常规针刺，病情较重者每日针刺2次。

2. 其他疗法

（1）挑治：在肩胛骨下部或脊柱两旁找压之不褪色的瘀血点，用圆利针或三棱针挑破，使之出血少许。若背部瘀血点不明显，可在患侧膏肓穴上2横指处挑治。

（2）刺络拔罐：初期取大椎、第4胸椎夹脊、乳根（患侧）。在所取穴处用三棱针点刺出血，后闪火拔罐出血10~15毫升，每日1次。

（3）耳针：取乳腺、内分泌、肾上腺、胸椎。毫针浅刺，捻转数分钟，留针20~30分钟，每日1次。

（4）穴位注射：用维生素 B_1 注射液4毫升加维生素 B_6 注射液2

毫升，每次选 3~5 穴，每穴注入 1 毫升。

（十八）肛裂

肛裂是指肛管皮肤全层裂开并形成感染性溃疡，其形成与干硬的粪便引起肛管皮肤损伤，肛隐窝感染向肛管等蔓延，内括约肌痉挛等因素有关，好发于青壮年。

中医学认为肛裂为痔疮的一种，称"钩肠痔""裂口痔"，系血燥肠热、大便秘结、排便时暴力努张致肛门皮肤损伤，复因染毒而成慢性裂口。

【辨证】

肛裂多见于 20~30 岁青壮年，素有便秘史，大便时肛门剧烈疼痛，有时达数小时之久，常伴有少量出血，色呈鲜红，大便干燥时更甚。当牵开肛门皮肤，可见哨兵痔和裂口的下端。

【治疗】

1. 治则

肛裂病位在肛，治宜清热润燥通便为主，佐以疏导局部经气。

主穴：会阳、腰俞、内庭、劳宫、孔最、承山、攒竹、二白。

配穴：习惯性便秘配用支沟、阳陵泉、上巨虚、太溪。

2. 注意事项

（1）针灸对肛裂有镇痛、止血作用，尤以早期效果为佳。

（2）平时要注意多食新鲜蔬菜，少食辛辣等刺激食物，加强腹部功能锻炼，促进肠蠕动，并养成定时排便的习惯，保持大便通畅。

3. 针法

方法 1

选穴：长强，沿尾椎尖下缘下直刺，要用捻转强刺激，针深 5~8 分，留针 10~20 分钟，保持酸麻胀感觉。

方法 2

肛门侧中位距肛缘 1~1.5 厘米处用火针扎一针孔，深达皮下层，再用特制的括约肌拉钩由火针孔呈 45 度角插入，徐徐挑出肛门内括约肌，用火针灼断（灼除哨痔、肥大乳头及裂口基底部）。

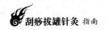
方法3

选穴：大肠俞、孔最、上巨虚。用 G6805 型治疗仪通电 20~30 分钟，频率每分钟 100~120 次，每日 1 次。

方法4

选穴：心区、脾区、肝区、大肠区、痔点，五区同时采用针刺 2~3 分深，留针 20 分钟，每日或隔日针 1 次，15 次为一个疗程。

方法5

选穴：大肠俞。常规消毒，用三棱针横行挑破皮肤 2 厘米，挑断皮下白色纤维 3~4 条，外敷无菌纱布固定，每 3~5 天挑治 1 次。

方法6

强穴伴埋线法：患者取右侧卧位，局部皮肤常规消毒，用 1% 利多卡因局麻，取一段 1.5~2.5 厘米的肠线放置于 12 号穿刺针孔的前端，然后对准长强穴垂直刺入皮下层后，斜向尾骨方向进针，深度达 2.5~3 厘米时，即要顺穿刺针近端接上针管，将穿刺针后退 0.1~0.2 厘米，可边推针管，边退穿刺针，出针后使肠线末端置于皮下，针孔敷盖消毒纱布。

方法7

鍉铍针刺法：清洁肛周皮肤，局麻后，充分暴露肛裂部位。若创面出血，先用热鍉铍针点灼止血，继以热鍉铍针沿裂口两侧壁烙刺，使纤维化管壁脱水干燥，再用热鍉铍针沿裂甚底部向肛缘外延伸烙刺 0.3 厘米，其他肛裂用上法一同处理。术后放置引流条，便后用 1∶5000 高锰酸钾溶液洗净、换药，5 日内不坐浴，保证结痂完整。

方法8

于长强穴朝骶尾骨上方向斜刺进针 2~3 寸，捻转酸麻胀感或电针感传出肛门，使肛门胀上提感，白环俞、八髎宜长针朝肛门深刺，使针感到达肛门，6 次为一个疗程。

（十九）失眠

失眠又称"不寐""不得眠""不得卧""目不眠"，主要症状是经常性入睡困难，睡眠时间不足。常见于西医学的神经衰弱、神经官能症以及贫血等疾病中。

中医学认为，本病的病位在心。凡思虑忧愁，操劳太过，损伤心脾，气血虚弱，心神失养；或房劳伤肾，肾阴亏耗，阴虚火旺，心肾不交；或脾胃不和，湿盛生痰，痰郁生热，痰热上扰心神；或抑郁恼怒，肝火上扰，心神不宁等，均可导致失眠。

【辨证】

轻者入寐迟缓、困难或寐而易醒，醒后不寐；重者彻夜难眠。常伴有头痛、头昏、心悸、健忘、多梦等症。

（1）心脾两虚。多梦易醒，伴心悸、健忘、头晕目眩、神疲乏力、面色不华，舌淡、苔白，脉细弱。

（2）心胆气虚。心悸胆怯，善惊多恐，夜寐多梦易惊，舌淡、苔薄，脉弦细。

（3）阴虚火旺。心烦不寐，或时寐时醒，手足心热，头晕耳鸣，心悸，健忘，颧红潮热，口干少津，舌红、苔少，脉细数。

（4）肝郁化火。心烦不能入睡，烦躁易怒，胸闷胁痛，头痛眩晕，面红目赤，口苦，便秘尿黄，舌红、苔黄，脉弦数。

（5）痰热内扰。睡眠不安，心烦，胸闷脘痞，口苦痰多，头晕口眩，舌红、苔黄腻，脉滑数。

【治疗】

1. 基本治疗

治则：宁心安神、清心除烦。心脾两虚者补益心脾，心胆气虚者补心壮胆，均针灸并用，用补法；阴虚火旺者育阴潜阳，只针不灸，以平补平泻；肝郁化火者平肝降火，痰热内扰者清热化痰，均只针不灸，用泻法。

取穴：神门、内关、百会、安眠。

方义：失眠一症，主因为心神不宁。治疗首选心经原穴神门、心包经之络穴内关宁心安神，为治疗失眠之主穴；百会穴位于巅顶，入络于脑，可清头目宁神志；安眠为治疗失眠的经验效穴。诸穴合用，

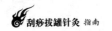

养心安神，恰合病机。

加减：心脾两虚加心俞、脾俞、三阴交补益心脾、益气养血，心胆气虚加心俞、胆俞、丘墟补心壮胆、安神定志；阴虚火旺加太溪、太冲、涌泉滋阴降火、宁心安神，肝郁化火加行间、太冲、风池平肝降火、解郁安神，痰热内扰加中脘、丰隆、内庭清热化痰、和胃安神。

操作：所有腧穴常规针刺；背腧穴注意针刺的方向、角度和深度。以睡前2小时、病人处于安静状态下治疗为佳。

2. 其他疗法

（1）皮肤针：自项至腰部督脉经线和足太阳膀胱经第一侧线上，自上而下，每隔1厘米叩刺一下，叩刺8~10分钟，皮肤潮红为度。每日或隔日治疗一次，10~15次为一个疗程。注意叩刺时用力宜轻，皮肤不要出血。

（2）耳针：取心、脾、神门、皮质下、交感。每次选2~3穴，轻刺激，留针30分钟，每日1次。

小提示：

（1）针灸治疗失眠有较好的疗效，但在治疗前应做各种检查以明确病因。如由发热、咳喘、疼痛等其他疾病引起者，应同时治疗原发病。

（2）因一时情绪紧张或因环境吵闹、卧榻不适等而引起失眠者，不属病理范围，只要解除有关因素即可恢复正常。老年人因睡眠时间逐渐缩短而容易醒觉，如无明显症状，则属生理现象。

（二十）虚劳

慢性疲劳综合征是一种以长期疲劳为突出表现，同时伴有低热、头痛、肌肉关节疼痛、失眠和多种精神症状的一组症候群，体检和常规实验室检查一般无异常发现。目前，西医学对本病的确切发生机理尚不清楚，认为是以精神压力、不良生活习惯、脑和身体过度劳累及病毒感染等多种因素，导致人体神经、内分泌、免疫等多系统的功能调节失常而表现的综合征。

临床表现为原因不明的持续或反复发作的严重疲劳，并且持续至少 6 个月，充分休息后疲劳不能缓解，活动水平较健康时下降 50% 以上。次要症状为记忆力减退或注意力难以集中，咽喉炎，颈部或腋下淋巴结触痛，肌痛，多发性非关节炎性关节痛，新出现的头痛，睡眠障碍，劳累后持续不适。

本病属于中医学的"虚劳""五劳"等范畴。疲劳是人体气、血、精、神耗夺的具体表现，而气、血、精、神皆由五脏所化生。外感病邪，多伤肺气；思虑过度，暗耗心血，损伤脾气；体力过劳或房劳过度则耗气伤精，损伤肝肾；情志不遂，肝气郁结；各种因素导致五脏气血阴阳失调是本病发病的总病机。

【治疗】

1. 基本治疗

治法：补益气血，调理气机。

主穴：心俞、脾俞、肝俞、肾俞、肺俞、膻中、足三里、关元、中脘、百会。

配穴：脾气不足者，加太白、三阴交；失眠者，加神门、照海；健忘者，加印堂、水沟；肝气郁结者，加太冲、内关。

操作：主穴用补法。膻中、中脘、百会用平补平泻法。

方义：心俞、脾俞、肝俞、肾俞、肺俞为五脏背腧穴，用补法可调补五脏气血阴阳。膻中为气会，可调理气机。足三里、关元补益气血阴阳。中脘降浊而通腑，百会升清而宁神。

2. 其他治疗

（1）拔罐法：选足太阳经背部第一、第二侧线，用火罐行走罐法或闪罐法，以背部潮红为度。

（2）电针疗法：取穴脾俞、肾俞、膻中、关元、足三里、三阴交、太溪。每次选 2~4 穴，每次 20~30 分钟。

（二十一）昏迷

昏迷指由热、痰、湿、瘀血、疫毒阻闭清窍，扰乱神明而出现

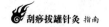

的神志不清或人事不省的证候，系临床常见危重病症之一。多种急性疾病均可出现此证。证名首见《症因脉治》，但早在《内经》中即有"暴露不知人"的记载。针灸治疗归属于本证的"不省人事""不识人"等症状，较早的记载见于《扁鹊心书》："邪气深入则昏睡谵语，足指冷，脉浮紧，乃死证也，急灸三百壮可生。"在明代的医籍中更有不少载述。

本证相当于现代医学中流行性乙型脑炎、流行性脑膜炎、败血病、脑卒中、肝昏迷等所出现的昏迷阶段。

【病因病机】

其病因病机颇为复杂。多因外感时邪、卒冒秽浊之气，蕴结化热，或五志过极，肝阳暴亢、心火过盛，火热上扰神明；有因素体阳虚，饮食不节，痰浊内生，致闭阻清窍，神明不用；亦可系汗、吐、下太过或热邪久羁，伤津耗液而阴枯液竭，久病重病，元气虚损，清窍失养，神无所依。以上种种，均因损及神明而可呈闭证或脱证。

【辨证】

1. 闭证

为实证。症见人事不省，大小便闭结，牙关紧闭，双手紧固。如为热闭，身热面赤，烦躁谵语，脉细数或弦数，舌红绛或干绛，苔黄或焦黄；如为痰闭，胸闷气粗，痰声如拽，脉沉滑或滑数，舌苔白腻或黄腻。

2. 脱证

为虚证。症见神志不清，目合手撒，二便自遗，汗出。如为亡阳，面白肢厥，唇舌淡润，脉微欲绝；如为亡阴，面红身热，唇舌干红，脉象虚数。

3. 内闭外脱

闭、脱二证之症候俱见，但具体见症有主次之分，或以闭为主，或以脱为主。

【治疗】

1. 闭证

（1）治则：开窍通闭。

（2）取穴：水沟、十二井、合谷、太冲，热闭加大椎，痰闭加丰隆。

（3）方义：水沟位于督脉，为手足阳明与督脉之会，有开窍泄热、醒脑宁神之功；十二井乃阴阳经交接之处，刺此冀经气接续，阴阳协调；合谷、太冲合称四关，分属大肠与肝两经，善解郁利窍，疏调一身气机。四穴合用，可达通调阴阳气机，开窍醒脑宁神之目的。如属热闭，取督脉之大椎以清泻邪热；如属痰闭，加胃络丰隆以祛化痰浊。

（4）治法：以泻法为主。先取水沟，针芒向上，反复运针，强度宜适当加大。继用三棱针刺十二井，挤去恶血数滴。余穴均宜留针，留针期间，须间断作反复持续运针，施泻法。留针时间，一般应留至神志恢复。如疗效不显，即须改用其他中西医疗法。

2. 脱证

（1）治则：救阴敛阳固脱。

（2）取穴：百会、关元、复溜、太渊；亡阴加太溪，亡阳加足三里。

（3）方义：百会位于巅顶，手足三阳与督脉交会于斯，灸之升阳固脱；关元乃足三阴与任脉之会，灸之滋阴扶本；复溜，足少阴之经，能调肾气而止汗敛阴；太渊，手太阴之原，可理肺气而摄纳浮阳。脱症多阴阳皆虚，故需滋阴升阳，敛阴摄阳同时并进。若为亡阴，加肾之原穴太溪滋养真阴；若为亡阳，取胃之合足三里资助元阳。

（4）治法：以艾卷取雀啄灸法重灸百会、关元穴，局部皮肤须现潮红，甚或起小泡。余穴宜用针刺，用补法，手法亦宜重。留针和薰灸的时间均须据症情而定，以脉回神清为度。如效不显，亦宜立即辅用他法或改用他法。

3. 内闭外脱证

（1）治则：开窍闭脱。

（2）处方：须依据所表现的闭、脱证的症候，分别自上述处方中灵活选穴，治法亦宜针灸结合，攻补皆施。

（二十二）感冒

感冒是常见的呼吸道疾病，因病情轻重不同而分为伤风、重伤风

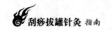

和时行感冒。四季均可发生，尤以冬、春两季或气候剧变时多发。

【病因病机】

中医学认为，本病系感受风邪所致，与人的体质强弱密切相关。常因起居失常、冷暖不调、涉水淋雨、过度疲劳、酒后当风等导致机体抵抗力下降而发病，患有各种慢性病的体弱者则更易罹患。风邪多与寒、热、暑湿之邪夹杂为患，由皮毛、口鼻侵入，伤及肺卫，出现一系列的肺卫症状。秋冬多风寒，春夏多风热，长夏多暑湿；因患者机体有阴阳偏盛偏衰之别，故感受同一外邪亦有从寒而化和从热而化之分。若感邪深重或误治失治，体虚无力抗邪，则时邪病毒可由表入里，产生化火动风、逆传心包等变证。

【辨证】

以鼻塞、流涕、咳嗽、头痛、恶寒发热、全身酸楚等为主症。

（1）风寒证。恶寒重，发热轻，鼻塞，流清涕，咳嗽，痰液清稀，咽喉微痒，喷嚏，恶寒重，发热轻，无汗，头痛，肢体酸重，口不渴或虽渴但喜热饮，舌苔薄白，脉浮或浮紧。

（2）风热证。身热较重，鼻塞而干，少涕或流浓涕，咳嗽声重，咯痰色黄而粘，咽喉肿痛，恶寒轻，发热重，有汗热不解，头痛或昏胀，面红目赤，口干渴欲冷饮，舌苔薄黄，脉多浮数。

（3）暑湿证。咳声重浊不扬，咯吐白色黏痰，身热不扬，微恶风寒，汗出不畅，肢体酸重，头昏重而胀，胸脘痞闷，纳呆，腹胀，大便溏泻，尿少色黄，舌苔白腻或淡黄腻，脉濡。

【治疗】

1. 基本治疗

（1）治则：风寒证祛风散寒、宣肺解表，针灸并用，用泻法，风热证疏散风热、清利肺气，暑湿证清暑化湿、疏表和里，均只针不灸，用泻法。

（2）取穴：风池、大椎、列缺、合谷、外关。

（3）方义：风邪与寒、热、暑湿之邪夹杂伤表，故取风池、大椎、外关疏风祛邪解表；合谷祛风清暑、解表清热，列缺宣肺止咳，二穴相配乃原络配穴之法，加强宣肺解表作用。

（4）加减：风寒证加风门、肺俞祛风散寒，风热证加曲池、尺泽疏散风热，暑湿证加中脘、足三里和中化湿，邪盛体虚加肺俞、足三里扶正祛邪，鼻塞流涕加迎香宣肺通窍，头痛加印堂、太阳祛风止痛，咽喉肿痛加少商清热利咽。

（5）操作：风寒者大椎、风门、肺俞、足三里针灸并用；风热者大椎、少商用三棱针点刺出血，其他腧穴常规针刺。伤风每日1次，重伤风和时行感冒每日1~2次。

2. 其他疗法

（1）三棱针：取耳尖、委中、尺泽、太阳、少商。每次选1~2穴，点刺出血。适用于风热证。

（2）拔罐：取肺俞、风门、大椎、身柱。每次选2~3穴，留罐10分钟，或于背部膀胱经走罐。适用于风寒症。

（3）耳针：取肺、内鼻、气管、三焦、脾、耳尖：每次选2~3穴，毫针浅刺，留针30分钟；也可用王不留行籽贴压。

小提示：

（1）本病须与流脑、乙脑、流行性腮腺炎等传染病的前驱症状作鉴别诊断。

（2）针灸治疗本病疗效明显，但若出现高热持续不退、咳嗽加剧、咯吐血痰等症时，宜尽快采取综合治疗措施。

（3）感冒流行期间应保持居室内空气流通，少去公共场所，并可灸大椎、足三里等穴进行预防。

外科疾病

（一）颈椎病

颈椎病又称"颈椎综合征"，是增生性颈椎炎、颈椎间盘脱出以及颈椎间关节、韧带等组织的退行性改变刺激和压迫颈神经根、脊髓、

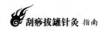

椎动脉和颈部交感神经等而出现的一系列综合症候群，表现为颈椎间盘退变本身及其继发性的一系列病理改变，如椎节失稳、松动；髓核突出或脱出；骨刺形成；韧带肥厚和继发的椎管狭窄等，刺激或压迫了邻近的神经根、脊髓、椎动脉及颈部交感神经等组织，并引起各种各样症状和体征的综合征。其病变好发于颈 5-6 之间的椎间盘，其次是颈 6-7、颈 4-5 之间的椎间盘。好发于 40~60 岁中老年人。

【病因病机】

西医学认为，本病是由于颈椎间盘慢性退变（髓核脱水、弹性降低、纤维环破裂等）、椎间隙变窄、椎间孔相应缩小、椎体后缘唇样骨质增生等压迫和刺激颈脊髓、神经根及椎动脉而致。

中医学认为，本病因年老体衰、肝肾不足、筋骨失养；或久坐耗气、劳损筋肉；或感受外邪、客于经脉，或扭挫损伤、气血瘀滞，经脉痹阻不通所致。

【辨证】

【临床表现】发病缓慢，以头枕、颈项、肩背、上肢等部疼痛以及进行性肢体感觉和颈脖部位活动障碍为主症。颈椎病按其受压部位的不同，一般可分为神经根型、脊髓型、交感型、椎动脉型、混合型等。开始常以神经根压迫和刺激症状为主要表现，以后逐渐出现椎动脉、交感神经及脊髓功能或结构上的损害，并引起相应的临床症状。轻者头晕，头痛，恶心，颈肩疼痛，上肢疼痛、麻木无力；重者可导致瘫痪，甚至危及生命。

X 线颈椎摄片可见颈椎体有唇状骨刺突出，小关节及椎间孔周围骨质密度增加，椎间孔狭小、椎节不稳、颈椎间盘突出，颈椎前突生理曲度消失。

中医学上颈椎病根据症状来判断，属于"项强""颈筋急""颈肩痛""头痛""眩晕"等范畴，主要分为三种证型：

1. 风寒痹阻

夜寐露肩或久卧湿地而致颈强脊痛，肩臂冷痛酸楚，颈部活动受限，甚则手臂麻木发冷，遇寒加重，或伴形寒怕冷、全身酸楚，舌苔薄白或白腻，脉弦紧。

2. 劳伤血瘀

有外伤史或久坐低头职业者，颈项、肩臂刺痛，甚则放射至前臂，手指麻木，劳累后加重，项部僵直或肿胀，活动不利，肩胛冈上下窝及肩峰有压痛，舌质紫暗有瘀点，脉涩。

3. 肝肾亏虚

颈项、肩臂疼痛，四肢麻木乏力，病程较长。伴头晕眼花、耳鸣、腰膝酸软、遗精、月经不调，舌红、少苔，脉细弱。

【治疗】

1. 基本治疗

治则：祛风散寒、舒筋活络，针灸并用，用泻法或平补平泻。

取穴：以颈项局部取穴为主，如大椎、天柱、后溪、颈椎夹脊、阿是穴。

方义：大椎是督脉穴，为诸阳之会，针灸能激发诸阳经经气，通经活络；后溪、天柱分别属手足太阳经，天柱为局部取穴，后溪又为八脉交会穴之一，与督脉相通，二穴配伍可疏调太阳、督脉经气，通络止痛；颈椎夹脊穴具有疏理局部气血而止痛的作用。诸穴远近相配，共奏祛风散寒、舒筋活络、理气止痛之功。

加减：风寒痹阻者，加风门、风府祛风通络；肝肾亏虚者加肝俞、肾俞、足三里补益肝肾、生血养筋；劳损血瘀者，加膈俞、合谷、太冲活血化瘀、通络止痛；根据压痛点所在取肩井、天宗疏通经气、活络止痛；上肢及手指麻痛甚者加曲池、合谷、外关疏通经络、调理气血；恶心、呕吐者，加天突、内关调理胃肠；头晕、头痛、目眩者加百会、风池、太阳祛风醒脑、明目止痛。

操作：大椎穴直刺1~1.5寸，使针感向肩臂部传导；夹脊穴直刺或向颈椎斜刺，施平补平泻法，使针感向项、肩臂部传导；其他穴位按常规针刺。

2. 其他疗法

（1）皮肤针：叩刺大椎、大杼、肩中俞、肩外俞，使皮肤发红并

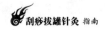

有少量出血，然后加拔火罐。

（2）耳针：取颈椎、肩、颈、神门、交感、肾上腺、皮质下、肝、肾。每次选 3~4 穴，毫针强刺激，留针 20~30 分钟，亦可用王不留行籽贴压。

（3）电针：取颈部夹脊穴、大椎、风池、肩中俞、大杼、天宗。每次选用 2~4 穴，针刺得气后，接通电针仪，刺激 20 分钟。

（4）穴位注射：取大杼、肩中俞、肩外俞、天宗。用 1% 普鲁卡因 2 毫升或维生素 B_1、维生素 B_{12} 各 2 毫升，每穴注射 0.5 毫升。

小提示：

（1）针灸治疗颈椎病疗效非常明显，尤其可以非常明显的缓解颈项痛、肩背痛、上肢痛、头晕头痛等症状，可单用针灸，若配合按摩、外敷则疗效更佳。

（2）长期伏案或低头工作者，要注意颈部保健。工作 1~2 小时后要活动颈部，或自我按摩局部，放松颈部肌肉。

（3）落枕会加重颈椎病病情，故平时应注意正确睡眠姿势，枕头要枕于颈项部，高低要适中，并注意颈部保暖，避免风寒之邪侵袭。

（二）腰椎间盘突出症

腰椎间盘突出症是腰椎间盘发生退行性改变之后，多因外力使纤维环破裂，髓核突出，刺激或压迫神经根、血管或脊髓等组织而引起腰痛，并且伴有坐骨神经放射性疼痛等症状为特征的一种病症，多见于男性。本病症患病率高，病程长，是影响人类健康的常见病之一，本病常给患者带来极大痛苦。

椎间盘是由髓核和纤维环及软骨板三部分组成的，人步入 30 岁以后，椎间盘各部分都有不同程度的退行性和改变，其弹性和韧性都随之下降，当在劳动或体育活动腰部遭受扭闪和撞击，抬重物时用力过大、过劳等受伤而引起椎间盘纤维破裂，髓核组织从破裂口脱出。髓核一旦突出后就会刺激腰椎神经根，同时造成积液，局部循环机制受到影响，无法靠人体自身能力吸收代谢。

1. 电针法

（1）取穴

主穴：环跳、阳陵泉、夹脊穴（受压神经相应节段）、绝骨、关元俞、大肠俞。

配穴：分两组：一组肾俞、委中、八髎、秩边、承山，二组髀关、上巨虚、足三里、冲阳。

（2）治法

如主穴疗效不明显则添加配穴。单侧型腰突症取患侧穴，双侧型或中央型腰突症取双侧。用 28 号 3 寸针，环跳进针 2.2 寸；余穴进针 1.2 寸。得气后，用 G6805-2 电针仪平补平泻法，中强刺激。再以一组（单侧型）或二组（双侧型或中央型）电极分别连接环跳穴和夹脊穴。采用断续波，波宽 0.1 毫秒，固定电流以患者耐受为度，频率 60 赫兹，留针 20 分钟。配穴治法相同。亦可于起针后 10 分钟，再在病变处贴敷"伤科一号膏"（由当归、红花、附子、黄芪、狗脊、生地、赤芍、生川草乌、生南星、生半夏、桃仁、生三七、雪上一枝蒿等组成的膏剂），每次贴敷 5 小时。

2. 丹灸法

（1）取穴

主穴：阿是穴 1，患侧腰部椎间隙之督脉、夹脊穴、膀胱经上之深部压痛最敏感点。

配穴：阿是穴 2，患侧臀上皮神经及下肢膀胱经、胆经上之深部压痛最敏感点。

（2）治法

以麝香、硫黄等药物按比例炮制成每枚 75 毫克的丹药备用。灸治时取治疗穴位朝上体位，将所选穴用碘酒、酒精常规消毒，皮内注射 1% 奴夫卡因 1 毫升，选穴 1~3 个。将灸药用火柴点燃进行熏烤，燃烧完后用消毒纱布敷盖，胶布固定。治疗部位，隔日更换敷料 1 次，

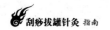
用酒精消毒皮肤。每周治疗 1 次，两周为一疗程。

3. 浮针

（1）取穴

主穴：阿是穴（压痛点）。

（2）治法

病人取俯卧位，在其腰部病变的压痛点处做一记号，常规消毒后，在痛点旁开 6~10 厘米处，采用特制的中号浮针与皮肤呈 15~25 度快速刺入皮下（针尖向痛点），然后运针，单用右手沿皮下向前缓慢推进，可以以进针点为圆心，针尖划弧线运动，动作要柔和，不宜引起强烈刺激。当痛点消失或减轻后抽出不锈钢针芯，用胶布固定软套管，留置 24 小时后拨出。隔日 1 次，30 日为一疗程。

4. 热针

（1）取穴

主穴：九宫穴。

配穴：气滞血瘀加委中、阳陵泉、大肠俞、环跳、绝骨；肝肾亏损加肝俞、肾俞、太溪、太冲；寒湿凝滞加三焦俞、气海俞、关元俞、足三里。

九宫穴位置：根据 CT 诊断和临床检查以病变最显著的腰椎棘间定为中宫，其上下棘突间分别为乾宫、坤宫，从乾、中、坤三宫左右旁开 0.5~0.8 寸依次为巽宫、兑宫、坎宫、离宫、艮宫、震宫。

（2）治法

一般仅取九宫穴，如需要可加配穴。患者伏卧或侧卧，取 1.5~2.5 寸毫针，直刺或略向上斜刺 0.8~1.2 寸，其进针顺序为先针中宫，再针乾宫、坤宫。然后，按巽、兑、坎、离、艮、震宫依次进针，刺入 1.5~2 寸，针尖斜向椎体。获得针感后，行捻转结合提插补泻手法，行针后，在坎宫、离宫加用热针，一般温度控制在 41~45℃之间，常用 GZH 热针仪。若为寒湿凝滞，温度可控制在 46~50℃，而肝肾亏损，则宜调节至 37~40℃。配穴用常规针法，每次留针 20~30 分钟。每日或隔日 1 次，10 次为一疗程。

5. 拔罐

（1）取穴

主穴：阿是穴，即腰部及下肢部痛点或压痛点。

配穴：委中。

（2）治法

患者取俯卧位，裸露腰部及痛侧下肢。在裸露部位均匀涂上红花油，选适中口径的火罐，用闪火法拔罐，并在该区域行走罐法上下往返推拉 3~5 次，然后在腰部阿是穴及委中穴以三棱针点刺出血，并拔罐 10 分钟左右，3 日 1 次。拔罐同时可配合牵引，患者采用仰卧位，胸、骨盆机械牵引，重量为体重的 90% 左右，牵引 5 分钟。在牵引状态下，先后以单双侧屈膝、屈髋压 5 次，接着直腿高举到 90 度，再使踝部做强烈背屈运动，左右各 3 次，并行双膝髋屈曲下压。然后，医生一手从后托住患者臀部，使腰部前屈 3 次。最后以与患者体重相等的牵引力牵引 5 分钟。医生用双手抱住患者腰部用力于病变关节，向上端提 5 次，结束手法，解除牵引。

6. 其他措施

（1）耳穴疗法：取穴为腰骶椎、臀、坐骨神经、神门。毫针刺入后用强刺激，留针 10~20 分钟，也可用耳穴压丸法。

（2）穴位注射疗法：取局部压痛点，用 10% 葡萄糖 10~20 毫升加维生素 B_1 100 毫克，在压痛点按一针多向透刺法，分别向几个方向注入药液。每 3~4 天治疗 1 次，10 次为一个疗程。

（三）截瘫

截瘫，是指脊髓损伤后，受伤平面以下双侧肢体感觉、运动、反射等消失和膀胱、肛门括约肌功能丧失的一种病症，分为完全性截瘫和不完全性截瘫。前者为上述功能完全丧失，后者为还有部分功能存在。早期为弛缓性瘫痪，约 3~4 周后，逐渐转为痉挛性瘫痪。截瘫病因与脊髓外伤或本身病变有关。现代西医学除在脊髓损伤急性期可采用手术治疗外，对本病症尚无理想的方法。本病症是难治病之一。

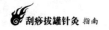

目前，一般主张针灸早期应积极配合手术和闭合复位，解决脊髓损伤后的再生与恢复的条件，即解决必要的通路。现在报道的病例，多数为综合治疗者。在针灸方法上，以刺灸法为主，配合运用芒针、电针、穴位注射等，并内服中、西药物。针灸等穴位刺激，在一定条件下，对脊髓损伤有一定促进恢复和再生作用，并可在不同程度上恢复其功能障碍，故针灸对本病症的临床价值应予肯定。

【辨证】

【临床表现】患者双下肢或四肢瘫痪痿软，筋脉弛缓，小便癃闭或失禁，大便失禁或排出困难，舌红苔白，脉弦细或沉细。兼有肺热者，则伴发热、咳嗽、心烦、口渴，舌红苔黄，脉细数。兼有湿热熏蒸者，则伴身重，胸脘满闷，小便赤涩热痛，尿混浊；或足发热，舌苔黄腻，脉濡数。兼有肝肾阴虚者，则伴腰背酸软，头晕目眩，下肢发凉，舌红，脉沉细或细数。

【治疗】

1. 体针加穴位注射

（1）取穴

主穴：分两组：一组断面九针穴、伏兔、足三里、阳陵泉、绝骨、解溪，二组肾俞、血海、次髎、三阴交、髀关。

配穴：调理二便加气海、中极、天枢、秩边、上、中、下。

断面九针穴位置：上穴为损伤平面上一个棘突，下穴为腰椎5棘突，中穴为上下穴连线之中点，加上、中、下三穴之两旁夹脊穴，共为九穴。

（2）治法

药液：丹参注射液、红花注射液、混合注射液（100毫克/2毫升维生素 B_1 加 100 微克 / 毫升维生素 B_{12}）。

每次主穴两组分别取2~5穴，配穴据症取2~3穴。主穴第一组为毫针刺，第二组为穴位注射。毫针要求深刺1~3寸，用较大幅度提插捻转，中强刺激强度，使背部穴针感传向麻痹平面以下，腿部穴尽量激发针感。配穴则可针刺与穴注，交替针刺可用中弱刺激。针刺每日

1 次，每次留针 1 小时。

穴位注射法：上述药液任选 1 种，亦可交替选用。上下各取 1~2 穴，用 5 号齿科针头，深刺并作反复提插后，以较快速度推入药液，每穴 1~2 毫升。隔日 1 次，穴位交替轮用。

体针 10 次为一疗程，穴位注射 5 次为一疗程，隔 3~5 天后继续下一疗程。

2. 体针

（1）取穴

主穴：损伤平面上（1~2 个棘突）和下（1~2 个棘突）的督脉穴和夹脊穴，膈俞。

配穴：分 4 组：一组关元、天枢、中极，二组秩边、殷门、委中、昆仑，三组髀关、足三里、伏兔、冲阳，四组绝骨、环跳、阳陵泉、丘墟。

（2）治法

主穴每次均取，配穴第一组每次取 2~3 穴，余每次取一组。左手食指和中指固定所要针刺穴位的上、下两个棘突点间的皮肤，右手持针，针尖垂直刺入 1.5~2.5 寸，缓慢均匀提插，体会指下感觉，以测知针尖所遇之阻力。如因骨折或脱位使棘突间发生改变时，可按照损伤平面上下选取督脉穴的原则，加用其他督脉穴。当手下感到弹性阻力（为刺中黄韧带），局部胀、重、酸感时，仍可继续针刺。一旦指下有空虚感，且病人自觉针感向双侧下肢或会阴部放射，则不得深刺，稍将针外提，施平补平泻手法。配穴，应尽量使之得气，施平补平泻手法。留针 20~40 分钟。每日或隔日 1 次，10 次为一疗程，疗程间隔 3~5 天。

3. 电针

（1）取穴

主穴：扶突（臂丛神经）、曲池（桡神经）、腰俞（马尾神经）、冲门（股神经）、阳陵泉（腓总神经）、阿是穴（脊柱正中线，损伤平面两端棘突间）。

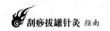
配穴：中极、关元、会阴。

（2）治法

本法主要是通过刺激神经干的方法进行治疗。主穴可根据瘫痪部位选取，阿是穴每次均取。大小便障碍者加取 2~3 个配穴。针刺时务求刺中神经干。扶突穴针刺 2~3 厘米，使上肢有触电感，曲池深刺 3~4 厘米，使前臂有触电感。上肢亦瘫痪者选用以上两穴。冲门，刺入 2~3 厘米，股四头肌出现收缩；阳陵泉进针 2~3 厘米，小腿外侧有触电感；腰俞，针尖向上，在骶椎与尾椎间向上深刺入 6~8 厘米，针感放射至会阴；阿是穴由上、下棘突间刺入，深约 4~6 厘米。下肢瘫痪选用上述穴位。配穴，任脉穴针感向会阴放射，天枢穴传至腹股沟。然后均通以电针，正脉冲不小于 25 伏，负脉冲不小于 45 伏，用连续脉冲波，每次通电 5~10 分钟，每日 2 次（背部和腹部穴各 1 次），每周 12 次，3 个月为一疗程。

4. 综合法

（1）取穴

主穴：分两组：一组百会、前顶、夹脊（从受伤脊柱上 2 椎体至第 5 骶椎，旁开 2 寸）、环跳、承山、肾俞、承扶、殷门、昆仑，二组百会、前顶、曲池、外关、合谷、足三里、三阴交、大肠俞、阳陵泉、太冲、八风。

配穴：小便失禁加关元、气海、八髎，大便失禁加天枢、支沟。

（2）治法

以电针为主，每次取主穴一组，据症加配穴，分别在头部、四肢、背部穴通连续波，频率 60~80 次／分，刺激量以可耐受为度。留针 30 分钟。灸法：电针腹部时取关元、气海；针背部时取肾俞、大肠俞。在电针留针时用灸盒施灸 30 分钟，以局部潮红为度。腰及下肢穴位注射，每次取 3~4 穴，交替应用。药物为维生素 B_1、B_{12} 以及硝酸一叶萩碱，每穴 0.5 毫升。以上方法均每日 1 次，10 次为一疗程，疗程间隔 2~3 日。

（四）肩周炎

肩关节周围炎简称肩周炎，为肩关节周围软组织退行性炎性病变，是以肩部酸重疼痛及肩关节活动受限、强直为主要表现的临床综合征，属于中医学的"肩痹"范畴。中医学根据其发病原因、临床表现和发病年龄等特点而有"漏肩风""肩凝症""冻结肩""五十肩"之称，女性发病率高于男性。

本病的发生与慢性劳损有关，患者可有外伤史。主要病理系慢性退行性改变，多继发于肱二头肌腱腱鞘炎、冈上肌腱炎或肩峰下滑囊炎。某些患者与感染性病灶或内分泌功能有关。如得不到有效的治疗，有可能严重影响肩关节的功能活动，妨碍日常生活。本病早期肩关节呈阵发性疼痛，常因天气变化及劳累而诱发。

中医学认为，本病的病变部位在肩部的经脉和经筋。五旬之人，正气不足，营卫渐虚，若局部感受风寒，或劳累闪挫，或习惯偏侧而卧，筋脉受到长期压迫，遂致气血阻滞而成肩痹。肩痛日久，局部气血运行不畅，气血瘀滞，以致患处肿胀粘连，最终关节僵直，肩臂不能举动。

【辨证】

【临床表现】本病早期以剧烈疼痛为主，功能活动尚可；后期则以肩部功能障碍为主，疼痛反而减轻。

肩周炎病人早期以肩部酸楚疼痛为主，夜间或冬季尤甚；静止时疼痛剧烈，肩活动不灵活，有僵硬感，局部怕冷，然后疼痛逐渐影响到颈部及上肢，肩部受到牵拉时，可引起剧烈疼痛。肩活动受限，甚至肩部耸起（扛肩现象），抬臂上举困难，也不能外展，不能做梳头、脱衣、叉腰等动作，掏衣裤口袋也感困难，有人甚至根本不敢活动。病初肩部肌肉常较紧张，后期则有萎缩现象。后期肩部的各种活动受到限制，肌肉萎缩明显，而疼痛反而不明显。病情迁延日久，常因寒湿凝滞、气血痹阻导致肩部肌肉萎缩，疼痛反而减轻。一部分患者经自己的活动和锻炼，有自愈趋势，大部分患者须经有效的治疗方能恢复。

本病若以肩前中府穴区疼痛为主、后伸疼痛加剧者属太阴经证；

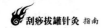

以肩后侧肩贞、臑俞穴处疼痛为主、肩内收时疼痛加剧者属太阳经证；以肩外侧肩髃、肩髎穴处疼痛为主、三角肌压痛、外展疼痛加剧者属阳明、少阳经证。

【治疗方法】

1. 基本治疗

治则：舒筋通络、行气活血，针灸并用，以泻法。穴选风门，中渚，支沟，后溪，腕骨，委中。

处方：以肩关节局部取穴为主。肩髃，肩前，肩贞，阿是穴，肩井，阳陵泉，中平穴（足三里下1寸）。

方义：局部近取肩髃、肩前、肩井、肩贞，配局部阿是穴，针刺泻法并加艾灸，可祛风散寒、疏经通络；循经远取阳陵泉能舒筋活络、通经止痛；中平穴系现代新发现的治疗肩周炎的经验效穴。诸穴远近相配，使病邪得祛，筋脉舒通，气血调和，疼痛自止。

加减：太阴经证加尺泽、阴陵泉，阳明、少阳经证加手三里、外关，太阳经证加后溪、大杼、昆仑，痛在阳明、太阳经加条口透承山。

操作：肩前、肩贞切忌向内斜刺、深刺，阳陵泉深刺或透向阴陵泉，条口透承山可用强刺激，肩部针后还可加拔火罐并行走罐，局部畏寒发凉可加灸，余穴均按常规针刺。凡在远端穴位行针时，均令患者活动肩部。

2. 其他疗法

（1）芒针：取肩髃透极泉、条口透承山、肩贞透极泉等。肩不能抬举者可局部多向透刺。条口透承山时用力不宜过猛，以免引起疼痛，边行针边令病人活动患肢，动作由慢到快。

（2）刺络拔罐：用皮肤针中强度叩刺患部，使局部皮肤微微渗血，再用拔火罐对肩部肿胀疼痛明显而瘀阻浅表者效果明显；用三棱针点刺2~3针致少量出血，再加拔火罐，适用于瘀阻较深者，可使瘀血外出，邪去络通，刺络拔罐一般每周2次。

（3）耳针：取肩、锁骨、神门、肩关节、对应点等。毫针强刺激，留针30分钟，每次选3~4穴，也可用王不留行籽贴压。

（4）电针：取肩髃、肩髎、曲池、肩前、天宗、外关等。接通电针仪，早期用连续波、后期用断续波强刺激 10~15 分钟，每次选 3~5 穴。

（5）穴位注射：在肩部穴位注射当归、元胡、川芎、红花等注射液或 10% 葡萄糖注射液、维生素 B_1 注射液，每穴 0.5 毫升。如压痛点广泛，可选择 2~3 个压痛最明显处注射。

小提示：

肩周炎病人在调护方面应注意以下几点：

（1）肩部要保暖，不要受凉。

（2）经常地适当运动，可做柔软体操、太极拳、八段锦等，不仅使局部血液循环畅通，还可以加强肩部关节囊及关节周围软组织的功能，从而预防或减少肩周炎的加重。

（3）肩周炎发生后，最重要的是及早进行患侧主动的和被动的肩关节功能锻炼，自主锻炼和被动锻炼是配合针灸治疗、早日恢复肩关节功能不可缺少的环节，如弯腰垂臂摆动、旋转、正身爬墙、侧身爬墙、拉滑车等。

（4）要忍痛坚持锻炼。无论是主动的或被动的活动，病人都会感到疼痛，而且肩部功能的恢复不会很快，但只要坚持下去，是可以痊愈的。若因怕痛，肩关节长期不动，肩部的肌肉，特别是三角肌就会发生萎缩，对肩关节正常功能的恢复是不利的。

（5）针灸治疗肩周炎有较好的疗效。但必须明确诊断，排除肩关节结核、肿瘤、骨折、脱臼等其他疾病，并与颈椎病、内脏病等引起的牵涉痛相区别。由于骨折后而引起的肩周炎者，应待骨折完全愈合后，方能进行适量的手法治疗。

（6）有高血压、心脏病患者用力不可猛，需谨慎从事。

（7）把握针灸治疗时机，病程越短效果越好。对组织产生粘连、肌肉萎缩者，应结合推拿治疗，以提高疗效。

（五）腰肌劳损

慢性腰肌劳损是由于外力经常反复地牵拉或挤压，使腰部的肌肉、韧带、筋膜、椎间盘乃至椎骨发生组织结构、理化性能的微细病变，

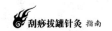

积久成疾而出现腰痛及运动障碍，又称功能性腰痛，其中包括了臀筋膜综合征、腰椎横突综合征、棘间韧带损伤，以及腰痛广泛、固定面活动基本正常的积累性腰肌劳损。

检查患部，除局部的压痛和叩击痛以外，一般无其他阳性体征。压痛点部位的不同可以鉴别具体不同性质的劳损。

X线检查多无明显的异常发现，有时偶见骨骼的先天性畸形、椎间盘椎体内突出、椎体楔形变形、椎骨退行性变等表现。

此外，慢性腰肌劳损还需与梨状肌综合症相鉴别，后者在梨状肌部位压痛明显，并伴有干性坐骨神经痛体征。

【辨证】

【临床表现】本病的主要症状为腰痛，疼痛多弥散而不固定，轻者仅感腰部不适或隐痛，或长时间处于某一姿势而感腰痛发作，变换姿势，稍加活动或休息则立感轻松。按压、叩击腰部，其疼痛亦可减轻。重者则腰痛持续，时轻时重，甚至可向臀部及股后部放射。站立时间稍久则痛甚，需挺腰或两手撑扶臀部，或坐卧片刻，症状方可减轻，并感腰部僵硬，活动受限。过于疲劳、受寒着凉都可使症状加剧。

臀筋膜综合征在臀上部臀上皮神经出口处当有压痛，腰板横突综合症则于第3腰椎横突处有明显的压痛，局封可使之消失，棘间韧带损伤可在棘突间有压痛点，在前屈位时加重。

【治疗】

主穴：肾俞、大肠俞、腰阳关、上髎、委中、阳陵泉、昆仑。

配穴：臀筋膜综合征：环跳、居髎、压痛点；腰椎横突综合征：压痛点、气海俞；棘间韧带损伤：相应节段夹脊穴；梨状肌综合征：梨状肌中部之压痛点、秩边、居髎。

（六）急性腰扭伤

急性腰扭伤指腰部因过度劳损或外伤而引起的关节周围的肌肉、肌腱、韧带、血管等软组织损伤，受伤部位以肿胀疼痛、关节活动障碍为主要表现的病症。但无骨折、脱臼、皮肤损伤。一般症状于扭伤后数小时至数日内加重。

【治疗】

1. 体针（之一）

（1）取穴

主穴：水沟（或左右旁开1厘米处）、后溪（或睛明）、腰痛穴。

配穴：委中、命门、阳关、大肠俞、合谷。

腰痛穴位置：手背，指总伸肌腱两侧，腕背横纹下1寸处，一手两穴。

（2）治法

一般仅取主穴，效果不理想时加配穴，均按损伤部位选穴。腰脊正中损伤：水沟，直刺1~2分，反复捻转，持续2分钟；或水沟旁开1厘米处，左手拇、食指将患者上唇捏住，右手以2寸毫针，从左侧进针，对侧出针，来回拉动强刺激5~10秒。在上述针刺同时，医者站于患者身后，紧扶患者腰腹交界处（章门、京门穴附近），帮助其活动腰部20次，如前俯后仰，左右旋转等。腰软组织损伤（面积较小者）：后溪，取对侧或痛侧，往合谷方向进针，亦可由合谷透至后溪，深刺1~1.5寸，大幅度捻转提插，强刺激2分钟；或睛明，取痛侧，针入0.5~1寸（宜缓慢进针，防止损及血管），得气后轻轻捻转，不可提插捣针。同时，亦如上法活动其腰部。腰软组织损伤（面积较大，痛引胁肋者）：腰痛穴，取对侧，两针均向掌心斜刺，深0.8~1寸，得气后，大幅度捻转提插，强刺激2分钟，并按上法活动其腰部。上述均留针15分钟，运针1~2次。

如尚有余痛或疼痛减轻不明显，深刺大肠俞，激发针感放射至足根，委中刺血，命门、阳关及腰部压痛最明显处，针后加拔罐。

2. 体针（之二）

（1）取穴

主穴：委中、阿是穴。

配穴：华佗夹脊、肾俞、志室、腰眼。

阿是穴位置：腰背部压痛点在腹部之对应处即是。如压痛点在督脉，即在任脉与痛点对应处取穴。

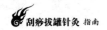

（2）治法

先嘱患者俯卧硬板床上，双手置于头上部，术者双右手拇、食指在腰骶椎间及两侧腰肌逐一按压，查出压痛点。脊正中损伤：医者用右手掌根放于压痛点处，左手送于右手光背上，轻轻按揉，乘患者呼气时，用力猛按一至三下。然后先针委中，深刺至 1.5 寸，捻转提插使针感传至足；继针华佗夹脊（取痛点二侧之夹脊穴）和阿是穴，均用泻法，不留针。腰软组织损伤：委中，针法同上；阿是穴，施泻法；酌选配穴，深刺，用平补平泻，亦不留针，每日 1 次。

3. 头针

（1）取穴

主穴：枕上正中线，枕上旁线。

配穴：阿是穴。

阿是穴位置：腰部压痛点（下同）。

（2）治法

上述穴位均取。先针主穴，用 28~30 号 1.5 寸长之毫针。正中腰痛以枕上正中线为主，两侧腰痛以枕上旁线为主，交叉取穴。针向下斜刺 1 寸左右，深度以达到帽状腱膜为度，并要求产生一定针感（多为酸、痛、胀），然后持续捻针 2~3 分钟，捻转频率控制在 100~150 次 / 分钟之间，捻转角度控制在 360~720 度之间。同时令病人做腰部前屈、后伸、左右侧弯及旋转运动，留针 20~30 分钟。如症状未完全缓解，可再捻针 2~3 分钟。并在阿是穴针刺，得气后提插捻转 2 分钟，使出现较强烈的针感，不留针或留针 10 分钟。为巩固疗效，头针可留 1~2 小时，或让病人带回家中自行取出。

4. 拔罐

（1）取穴

主穴：阿是穴。

配穴：委中、养老。

（2）治法

阿是穴必取，施拔罐法，可分三法：

一为针罐法：患者取坐位或俯卧位，在阿是穴直刺进针，得气后，再在其四周进针数枚，待得气后，将针缓缓拔出，仅留中心一针，采用架火法（即在针尾置一蘸有95%酒精的棉团点燃），或用真空拔罐器抽气吸拔。留罐15~20分钟。每日一次，4次为一疗程。

二为拔罐法：在阿是穴及其附近，以闪火法吸拔2~3个，留罐30分钟，直至局部出现瘀斑。取罐后，在该部位用手掌面由轻—重—轻手法按摩数分钟。每日或隔日1次，不计疗程。

三为刺络拔罐法，其操作为：医者首先在压痛最明显之阿是穴，用手掌按压推揉片刻，使周围之络脉怒张。消毒后，用三棱针快速点刺3~5下，使之出血2~5毫升，即以投火法将罐具吸附其上，留罐10~15分钟，直至局部出现红晕，起罐后以药艾条施温和灸5~7分钟。隔日1次，不计疗程。

配穴每次取1穴，养老穴提插捻转强刺激不留针，委中穴以三棱针点刺出血6~8滴，一般须配合拔罐法。

5. 指针加艾灸

（1）取穴

主穴：阿是穴。

（2）治法

以拇指腹按压阿是穴，由轻渐重，患部有酸胀得气感后持续1~2分钟，并缓慢放松，反复5~7次后施以插法，亦由轻到重，得气后持续1/2~1分钟并缓慢放松，配合指揉法。然后施隔姜灸4~6壮，灸毕于局部回旋揉动片刻，每日1~2次。

6. 耳针

（1）取穴

主穴：腰痛点、阿是穴。

配穴：腰骶椎、神门、肾、交感、内分泌。

腰痛点位置：在对耳轮上脚与对耳轮下脚起始部的突起下方处。

阿是穴位置：对耳轮正中压痛点。

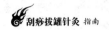

（2）治法

主穴取 1 穴以 0.5~1 寸 28 号毫针进针后迅速捻转，患部有酸胀、烧灼感时活动腰部，10~30 分钟后起针。余穴用王不留行籽敷贴，嘱患者每日按压 3~4 次，每次每穴按压 5~6 下，隔日换药 1 次。

7. 腕踝针

（1）取穴

主穴：踝上 6 区、5 区。

踝上 6 区位置：踝关节上 3 寸，跟腱外侧。

踝上 5 区位置：相当于绝骨穴。

（2）治法

腰部正中扭伤取 6 区，两侧扭伤取 5 区。单侧痛针一侧穴，双侧痛针两侧穴。以 1.5 寸 30 号毫针，速刺进皮后将针放平，紧贴皮肤表面向上进针，以患者不感到酸、麻、胀、痛感为度，否则为进针过深，应退出重针。针深 1 寸，留针 30 分钟。留针期间嘱患者活动腰部。

（七）踝关节扭伤

在外力作用下，关节骤然向一侧活动而超过其正常活动度时，引起关节周围软组织如关节囊、韧带、肌腱等发生撕裂伤，称为关节扭伤。轻者仅有部分韧带纤维撕裂、重者可使韧带完全断裂或韧带及关节囊附着处的骨质撕脱，甚至发生关节脱位。关节扭伤日常最为常见，其中以踝关节最多，其次为膝关节和腕关节，其病因多由剧烈运动或持重过度、跌仆、牵拉以及过度扭转，使受外力的关节超越正常活动范围而引起的关节周围软组织损伤，经气运行受阻，气血瘀滞而致局部肿痛，甚至关节活动受限。

【辨证】

【临床表现】扭伤部位肿胀疼痛，皮肤呈现红、青、紫等色。新伤局部微肿、肌肉压痛，表示伤势较轻；如红肿、疼痛较甚，关节屈伸不利，表示伤势较重。陈伤一般肿胀不明显，常因风寒湿邪侵袭而反复发作。扭伤部位常发生于颈、肩、肘、腕、腰、髀、膝、踝等处。

【治疗】

1. 基本治疗

治则：通经活络、消肿止痛，针刺为主（陈伤者可灸），用泻法。

处方：以局部和邻近取穴为主。

颈部：大椎、天柱、风池、后溪。

肩部：肩髃、肩髎、臑俞、肩贞。

肘部：曲池、小海、天井、少海。

腕部：阳池、阳溪、阳谷、外关、大陵。

腰部：肾俞、腰阳关、腰眼、委中。

髀部：环跳、秩边、居髎、承扶。

膝部：膝眼、鹤顶、梁丘、阳陵泉、膝阳关。

踝部：解溪、昆仑、申脉、照海、丘墟。

方义：以扭伤部位局部及邻近取穴为主，可有效地发挥疏通经络、行气活血、消肿止痛的作用，使患处损伤组织功能恢复正常。

加减：各部扭伤均可加阿是穴，颈部和腰脊扭伤可加相应夹脊穴。

操作：各腧穴按常规操作，在远端部位行针时，应配合做扭伤部位的活动，陈旧性损伤可在针刺的基础上加灸。

2. 其他疗法

（1）刺络拔罐：取扭伤部位腧穴或阿是穴。先用三棱针点刺，或用皮肤针重叩出血，然后再加拔火罐，适用于新伤局部血肿明显、陈伤瘀血久留、寒邪袭络等症。

（2）耳针：取相应部位敏感点、神门、皮质下，毫针中度刺激，捻针时让患者同时活动受伤部位的关节，留针30分钟。

（3）穴位注射：选用当归注射液、川芎注射液、红花注射液或5%~10%葡萄糖注射液、氢化可的松加入0.5%~1%普鲁卡因适量做穴位注射，隔日1次。

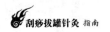

小提示：

（1）针灸治疗软组织扭挫伤效果良好，受伤后适当限制扭伤局部的活动，避免加重损伤。

（2）扭伤早期应配合冷敷止血，然后予以热敷，以助消散。

（3）急性期不宜勉强活动而宜休息。

（4）病程长者要注意局部护理。运动宜适度，避免再度扭伤。局部要注意保暖，避免风寒湿邪的侵袭。

（八）落枕

落枕是指急性单纯性颈项强痛，活动受限的一种病症，系颈部伤筋。轻者四五日自愈，重者可延至数周不愈；如果频繁发作，常常是颈椎病的反应。

落枕属于西医的颈肌劳损、颈项纤维组织炎、颈肌风湿病、枕后神经痛、颈椎肥大等病。

【病因病机】

睡眠姿势不正，或枕头高低不适，或因负重颈部过度扭转，使颈部脉络受损；或风寒侵袭颈背部，寒性收引，使筋络拘急；颈部筋脉失和，气血运行不畅，不通而痛。颈项侧部主要由手三阳和足少阳经所主，因此，手三阳和足少阳筋络受损，气血阻滞，为本病的主要病机。

【辨证】

主症：颈项强痛，活动受限，头向患侧倾斜，项背牵拉痛，甚则向同侧肩部和上臂放射，颈项部压痛明显。

本病属手三阳和足少阳经筋证；兼见恶风畏寒者，为风寒袭络；颈部扭伤者，为气血瘀滞。

【治疗】

1. 基本治疗

治法：调气止痛，舒筋通络，以局部阿是穴及手太阳、足少阳经穴为主。

主穴：落枕穴、阿是穴、肩井、后溪、悬钟。

配穴：风寒袭络者，加风池、合谷，气血瘀滞者，加内关及局部阿是穴点刺出血，肩痛者，加肩髃、外关，背痛者，加天宗。

操作：毫针泻法。先刺远端穴落枕、后溪、悬钟，持续捻转，嘱患者慢慢活动颈项，一般疼痛可立即缓解。再针局部的腧穴，可加艾灸。

方义：落枕穴是治疗本病的经验穴。手太阳、足少阳循行于颈项侧部，后溪、悬钟分属两经腧穴，与局部阿是穴合用，远近相配，可疏调颈项部经络气血，舒筋通络止痛。

2. 其他治疗

（1）刺络拔罐法：取风池、肩井、阿是穴，以三棱针点刺穴位出血，再拔火罐10~15分钟即可。

（2）耳针法：选颈、颈椎、神门。毫针中等刺激，持续运针时嘱患者徐徐活动颈项部。

小提示：

（1）针灸治疗本病疗效极好，常立即取效，针后可配合推拿和热敷。

（2）睡眠时应注意枕头的高低要适度，避免风寒。

（3）中老年人反复出现落枕时，应考虑颈椎病。

（九）腰痛

腰痛又称"腰脊痛"，是以自觉腰部疼痛为主症的一类病症。本证常见于西医的腰部软组织损伤、肌肉风湿、腰椎病变及部分内脏病变。

【病因病机】

病因主要与感受外邪、跌仆损伤和劳欲太过等因素有关。感受风寒，或坐卧湿地，风寒水湿之邪浸渍经络，经络之气阻滞；或长期从事较重的体力劳动，或腰部闪挫撞击伤未全恢复，经筋、络脉受损，瘀血阻络；上述因素可导致腰部经络气血阻滞，不通则痛。素体禀赋不足，或年老精血亏衰，或房劳过度，损伐肾气，"腰为肾之府"，腰部脉络失于温煦、濡养，可产生腰痛。

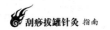
腰部从经脉循行上看，主要归足太阳膀胱经、督脉、带脉和肾经（贯脊属肾）所主，故腰脊部经脉、经筋、络脉的不通和失荣是腰痛的主要病机。

【辨证】

主症：腰部疼痛。

疼痛在腰脊中部，为督脉病症；疼痛部位在腰脊两侧，为足太阳经证；腰眼（肾区）隐隐作痛，起病缓慢，或酸多痛少，乏力易倦，脉细者，为足少阴经证，即肾虚腰痛。

兼见腰部受寒史，值天气变化或阴雨风冷时加重，腰部冷痛重着、酸麻，或拘挛不可俯仰，或痛连臀腿者，为寒湿腰痛；腰部有劳伤或陈伤史，劳累、晨起、久坐加重，腰部两侧肌肉触之有僵硬感，痛处固定不移者，为瘀血腰痛。

【治疗】

1. 基本治疗

治法：活血通经，以局部阿是穴及足太阳经穴为主。

主穴：腰眼、阿是穴、大肠俞、委中。

配穴：寒湿腰痛者，加腰阳关，瘀血腰痛者，加膈俞，肾虚腰痛者，加肾俞、命门、志室。

操作：主穴均采用泻法。寒湿证加艾灸，瘀血证加刺络拔罐，肾虚证配穴用补法，肾阳虚加灸法。

方义：腰眼、阿是穴、大肠俞，可疏通局部经脉、络脉及经筋之气血，通经止痛。委中为足太阳经穴，"腰背委中求"，可疏调腰背部膀胱经脉之气血。

2. 其他治疗

（1）皮肤针法：选择腰部疼痛部位，用梅花针叩刺出血，加拔火罐。适用于寒湿腰痛和瘀血腰痛。

（2）耳针法：取患侧腰骶椎、肾、神门，毫针刺后嘱患者活动腰部；或用揿针埋藏，或用王不留行籽贴压。

（3）穴位注射：用地塞米松5毫升和普鲁卡因2毫升混合液，严格消毒后刺入痛点，无回血后推药液，每穴注射 0.5~1 毫升，每日或隔日 1 次。

小提示：

（1）针灸治疗腰痛具有很好的疗效，但因脊柱结核、肿瘤等引起的腰痛，不属针灸治疗范围。

（2）平时常用两手掌根部揉擦腰部，早晚一次，可减轻腰痛和防止腰痛。

（3）对于椎间盘突出引起的腰痛可配合推拿、牵引等方法。

（十）腱鞘囊肿

腱鞘囊肿是发生于关节部腱鞘内的囊性肿物，是一种关节囊周围结缔组织退变所致的病症，内含有无色透明或橙色、淡黄色的浓稠黏液，多发于腕背和足背部，以半球样隆起于皮下浅表，柔软可推动，多发于腕部中央为主要临床特征，触摸时皮下饱满并有波动囊样感，伴有腕部无力、不适或疼痛，多为酸痛或放射性痛，可有一定的功能障碍。

中医学中，本病症称为"聚筋"或"筋瘤"，认为系外伤筋膜，邪气所居，郁滞运化不畅，水液积聚于骨节经络而成。

【治疗】

1. 针灸

（1）取穴

主穴：阿是穴。

阿是穴位置：囊肿顶部（下同）。

（2）治法

先常规消毒阿是穴，如囊肿较小，直接针刺；囊肿较大者，可用注射器先吸尽囊内容物再针刺。针刺方法分为两种：①扬刺，正中刺入 1 针，从囊肿四周对称地向中央刺入囊内，用泻法；②恢刺，用 28 号 1.5 寸毫针，对准囊肿顶部直刺。针尖刺破囊壁达囊中后，呈 45 度及 75 度分别向四周来回点刺，针刺深度以刺破四周囊壁为度，留针 20~30 分钟。起针后用力挤压囊肿，使之破裂。部分病人在留针时

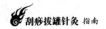

用艾卷灸针柄，越热越好，但要避免烫伤；亦可起针后做回旋灸或用TDP灯照射15分钟。取针后，宜局部做加压包扎，每日1次，10次为一疗程。

2. 挑治

（1）取穴：阿是穴。

（2）治法：先令患者腕关节向掌侧屈，使囊肿暴露明显，术者以左手拇指和食指各压一消毒棉球在囊肿左右，压挟挤紧，使囊肿固定，然后用2%碘酒及75%酒精充分消毒。右手持消毒三棱针对准囊肿之最高点快速刺入，注意勿透过囊肿的下层，然后快速拔针，以掐持囊肿的左手用力掐挤囊肿（拔针与掐挤囊肿应同时进行）。囊肿较大者，用双手拇指从囊肿周围向中心挤压，务使囊内的胶性黏液（呈透明糊状物）从针孔中全部排出。如囊肿部位大，时间久，黏液未能排净，针孔被阻塞的，可用消毒三棱针在原针孔处再刺入，并在囊内轻轻拨动数下，直至黏液排净。然后用消毒后的光滑小竹片（约20×15平方毫米），紧贴囊肿壁上，用绷带扎紧（不可太紧，以免影响局部血液循环），嘱患者勿沾生水及不可过度用腕力，三天后取下绷带及竹片。如有复发，可用同样方法治疗。

3. 火针

（1）取穴

主穴：阿是穴。

（2）治法

用2号火针或普通小号三棱针（亦可以大头针代替），用止血钳挟持后，在酒精灯上烧红，左手拇、食指挤住囊肿，将内容物推至一边，避开血管，使囊肿突起。将烧红之针具，对准囊肿迅速刺入深部（以达囊肿基底部为度），快速取出，根据囊肿大小可刺2~3针。然后，两手持干棉球在针孔周围挤压，放出胶状液体，挤压干净，用酒精棉球拭干消毒后，用消毒干棉球压迫包扎局部，3日内不沾水，4日后取下敷料。如1次未愈，可隔5~7天再行针1次。

4．针刺加穴位注射

（1）取穴

主穴：阿是穴。

（2）治法

先按揉局部5分钟，使局部潮红，囊肿变软。局部常规消毒，用三棱针在囊肿边缘平等向中央快速进针，刺至囊肿中央即退针。退针时，用一手拇指按住与针眼相对的侧面，向针眼方向挤压，边挤压边退针，囊肿内容物即随针外溢，至溢尽为止。然后从原针眼进针，注入强的松12.5~25毫克、0.5%普鲁卡因2毫升，注完药液后，再向多方向刺破囊壁。出针后稍加按揉，加压包扎。一周后如仍有囊肿残留或复发，可重复使用上法。

5．温针加拔罐

（1）取穴

主穴：阿是穴。

（2）治法

囊肿局部以26号或28号1寸毫针，直刺入1针，两旁各刺入1针的齐刺法，每一针上各加2厘米长之艾段，从下部点燃。燃尽起针后即以微型玻璃罐吸拔3~5分钟，以拔出黄色黏稠样液体为佳。拔后用消毒敷料加压固定。若1次未愈，隔2~3日再针。

（十一）溃疡病急性穿孔

胃、十二指肠溃疡急性穿孔是溃疡病的严重并发症之一。其典型的临床表现为突然发作的剧烈腹痛，腹式呼吸减弱，腹肌痉挛、强直、触痛明显及有反跳痛，恶心呕吐，烦躁不安，发热，甚至可出现早期休克。

【治疗】

1．体针

（1）取穴

主穴：足三里（或阿是穴）、孔最、中脘、梁门、天枢。

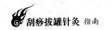

配穴：内关。

阿是穴位置：在足三里下方压痛明显处。

（2）治法

每次取2~3穴（主穴），如腹痛、呕吐明显者加内关。深刺得气后，大幅度捻转提插，强手法运针1~2分钟。然后，留针1~6小时，每15分钟，以同样手法行针1次。亦可于第1次运针后，接通电针仪，以疏密波持续电刺激1小时，强度宜强，以病人能耐受为度。日针3~4次，观察时间以10小时为宜。

2. 穴位注射

（1）取穴

主穴：足三里。

（2）治法

药液：维生素 B_1 注射液（100毫克/2毫升）。足三里取双侧，以5号齿科针头刺入，至强烈得气后，推入药液，每侧穴1毫升，3小时1次，症状缓解后改为每日2次。同时宜配合应用清热解毒、通里攻下的中药或西药。

3. 电针

（1）取穴

主穴：中脘、天枢、内关。

配穴：足三里、合谷。

（2）治法

患者取仰卧位，每次取2~4穴，采用低频电脉冲仪治疗。腹部穴用斜刺或横刺之法，使之得气，四肢穴宜直刺至有明显针感。连接电脉冲仪，腹部接阳极（有效极），四肢接阴极，频率180~200次/分，持续通电1~2小时左右，如疼痛未见缓解，可间隔4~6小时再行治疗。亦可针半小时，间歇15分钟，连续针8小时。

（十二）痉挛性斜颈

痉挛性斜颈是一种以颈肌扭转或阵挛性倾斜为特征的椎体外系器

质性疾患。临床表现为起病缓慢，头部不自主地向一侧旋转，颈部则向另一侧屈曲。可因情绪激动而加重，睡眠中症状完全消失。本病症以成年人多见，至今病因不明，患者可有家族史，少数继发于脑炎、多发性硬化症、一氧化碳中毒后，但大多数无明显病因。现代西医学尚无特效疗法，药物和手术疗效均不确切。

在古医籍中，尚未发现应用针灸治疗本病症的类似记载。

1. 电针

（1）取穴

常用穴：天容、容后、天窗、臂臑。

备用穴：阳白、合谷。

容后穴位置：下颌角后方，耳垂后凹陷直下 1.5 寸处。

（2）操作

每次取颈肌痉挛较突出之同侧颈部常用穴 1 个和双侧臂臑穴，另酌取备用穴 1 个（同侧）。颈部常用穴和备用穴，针刺入得气后，略作提插捻转，接通电针仪。其中，颈部穴接负极，备用穴接正极。具体要求如下：天容穴，直刺 5~8 分，电针时头向针刺侧转动并有同侧耸肩运动；容后：直刺 0.5~1 寸，电针时头向针侧转动；天窗：直刺 5 分或向上斜刺 1 寸，电针时针侧有仰头及耸肩动作；臂臑穴，向内下方斜刺 1.5 寸，待有酸胀等得气感后，作捻转结合小提插运针 1 分钟，留针，不接电针。通电或留针时间为 20~30 分钟。每日或隔日 1 次。15 次为一疗程，未愈者停针 3~5 天后继续下一疗程。

【注意事项】

（1）本法取效的关键在于针刺部位的正确，通电后如不出现上述动作，应反复调整针刺的深度或方向，直到满意为止。

（2）本法在获效后，必须巩固治疗一个时期。

2. 穴位电疗

（1）取穴

常用穴：风池、肩井、扶突。

备用穴：百会、合谷、安眠。

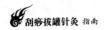
（2）操作

主要采用共鸣火花和感应电进行穴位刺激，常用穴据痉挛性斜颈的不同症型而选取：水平旋转取全部3个穴，后屈型取扶突，前屈型取风池和肩井。先以感应电刺激，系采用普通电疗机的感应部分，输出为0~18伏交流电。其中1挡为3伏，2挡5伏，3挡9伏，4挡15伏，5挡18伏；频率为60~80赫兹，为不规则针形波。感应电治疗时，将两个手柄同时置于两个穴位上，用断续电进行治疗。刺激方法如下：水平旋转型痉挛性斜颈患者，先置于双风池穴，断续通电3分钟；向下滑至肩井穴，断续通电3分钟；然后，再放置于双扶突穴，断续通电1~2分钟，并指导患者做头部运动，再在该穴通电2分钟。后屈型患者，将两手柄同时置于扶突穴，断续通电5分钟，指导患者做头部运动，然后再按上法重复1次。前屈型患者，先将两手柄置于双风池穴，断续通电3分钟，向下滑动至双肩井穴，通电3分钟。断电后，指导病人做头部运动，之后再按上法重复1次。感应电穴位刺激，开始时先调到3伏，然后逐渐加大，直至肌肉出现明显收缩而患者又能耐受为止。

然后用共鸣火花进行治疗。以叉状电极或小圆电极接触穴位上，主要的刺激穴位为风池穴和备用穴，其剂量为成年人中等量，老人或儿童弱刺激。每穴刺激3分钟。上述穴位除风池选用双穴外，安眠、合谷均用单穴（对侧或同侧），如患者失眠，则改双安眠穴。

感应电和共鸣火花穴位刺激，每日1次，15~20次为一疗程，疗程间隔3~5日。

【注意事项】

（1）本法适用于畏针者，特别是老人和儿童。

（2）本法疗效较可靠，但操作较为复杂，应由具有一定经验者治疗。

皮肤科疾病

（一）白癜风

白癜风是一种后天性局限性皮肤色素脱失的皮肤病。中医学称为"白驳风"，但在隋唐时期，亦称"白癜"或"白癜风"。如《诸病源候论》中描述："白癜者，面及颈项身体皮肉色变白，与肉色不同，亦不痒痛，谓之白癜。"目前认为，其病因病机较复杂，外因为感受风邪，跌仆损伤；内因为情志内伤，亡血失精，致气血失和或气滞血瘀，血不滋养皮肤而成本病。在治疗上采用调和气血，祛风通络，滋补肝肾，养血祛风等法，尚有一定疗效。

本病的主要临床表现为：局限性大小不等的边缘清楚的色素脱失斑病损，病损处毛发可变白，无任何自觉症状，日晒后可有灼痒感。

针灸治疗本病，首见于《备急千金要方》和《千金翼方》，倡用灸法。后世医著，如《针灸资生经》《普济方》虽有载述，但内容与上述二书基本类似，未见明显发展，至明清针灸医籍有关记载更为鲜见。

【治疗】

1. 耳穴压丸

（1）取穴

主穴：肺、肾上腺、内分泌、神门。

配穴：阿是穴、膈、皮质下、缘中、交感。

阿是穴位置：即白斑皮损区（下同）。

（2）治法

每次选主穴 3~4 穴，配穴 1~2 穴。寻得敏感点后，开始可用埋针法，将图钉形揿针刺入所选穴位，外用胶布固定，留针 3~5 天，再换贴，5 次为一疗程。从第二疗程起改为以王不留行籽或磁珠置于 0.7 厘米 × 0.7 厘米小方块胶布上贴敷耳穴，每日按压数次，以加强刺激。症属虚寒者，手法轻，症属实热者，手法可重，每周贴换 1 次。以上均为贴敷一侧耳穴，两耳交替进行。在治疗过程，可在白斑处用梅花针轻度叩刺，并艾条灸至局部皮肤潮红，以加强疗效。

2. 综合法

（1）取穴

主穴：侠下、癜风。

配穴：阿是穴。

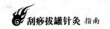

侠下穴位置：肱二头肌外侧缘中 1/3 与下 1/3 交界处稍上方。

癞风穴位置：中指末节指腹下缘，指间关节横纹中点稍上。

（2）治法

一般仅取主穴，如效欠佳，加配穴。侠下穴，以三棱针点刺出血，未出血者可于点刺处拔罐。每次取一侧，两侧交替进行，每周点刺 1 次。癞风穴，施无疤痕性着肤灸，麦粒大艾炷，灸 3 壮（不宜起水疱）。所用为药艾，灸药处方：五倍子、当归、川芎、桑叶、威灵仙、白蔻仁各 100 克，石菖蒲、白芥子各 30 克，全蝎 10 克，共研细末，亦为每周灸 1 次。

配穴用艾条灸法。先将白纸剪一与皮损等大之洞，以遮住周围正常之皮肤，将艾条点燃后，对准白斑处，以患者能耐受的距离为宜，可由外向内做回旋灸，逐渐缩小范围。开始时，每次将白斑灸至呈粉红色（高度充血），每日 1 次，连灸 7~8 日。以后每次灸至白斑部呈红色或接近正常肤色，改为每日灸 1~2 次，直至与正常肤色相同。再灸 3~5 次，以巩固效果。有条件者，可于灸后用电磁波治疗器（TDP 灯）对阿是穴照射 20 分钟。

3. 穴位埋植

（1）取穴

主穴：曲池、阳陵泉。

配穴：膈俞、肺俞、胃俞、肾俞、脾俞、膻中、关元、外关、三阴交。

（2）治法

以主穴为主，酌用配穴。每次取 2~3 对穴，穴位可轮流取用，采用埋线针埋植法。取 0/2~1 号肠线，剪成 4~5 厘米长小段，消毒。选好穴后做标记，在穴位下 0.6 寸处消毒并局麻埋植。局麻用 1~2％普鲁卡因注射液 1~2 毫升，首先打出皮丘，然后在穴位中心边注药边进针，出针后再消毒 1 次。埋线时，左手持镊夹住肠线段，将线中央置于皮丘上，右手持埋线针，缺口向下压线，以 15 度角向穴位中心推入，直至线头全部进入皮内，再埋入 0.5 厘米，针孔盖以消毒敷料。1~3 月埋植 1 次，见效者按期治疗。如埋植 3 次无效者，改用他法。

4. 隔药灸

（1）取穴

主穴：阿是穴。

（2）治法

先用酒精消毒阿是穴，上涂一层薄薄金黄膏，再用艾条做回旋灸30分钟，泛发者可分区施治。灸后擦净患部，每日 1 次，12 次为一疗程。加服还原丹，大于 15 岁者，每日 3 次，每次 1 丸；小于 15 岁者，每日 2 次，每次 1 丸。忌食辛辣、海鲜。

5. 拔罐

（1）取穴

主穴：阿是穴。

配穴：孔最、足三里、三阴交。

（2）治法

药液制备：以川芎、木香、荆芥各 10 克，丹参、白蒺藜、当归、赤芍、丹皮各 15 克，鸡血藤 20 克，灵磁石 30 克，投入适量 95% 酒精中浸泡 10 天，去渣取汁 200 毫升贮于玻璃瓶中密封备用。

阿是穴白斑范围小者，用 1 只火罐于皮损处拔之，白斑范围较大，取 2~5 只火罐于皮损边缘处拔罐。配穴，每次取一侧穴，每侧穴位连续拔罐 10 次，再改取另一侧，交替进行。操作方法：以指头大小脱脂棉球放到药液中浸透，将其贴于火罐之中段，用火点燃吸拔，每次拔 15~20 分钟。皮损处起罐后涂以中药酊剂（红花、白蒺藜、川芎各等分，用适量 30% 酒精浸泡），并在日光下晒 5~20 分钟。每日 1 次，30 次为一疗程。

6. 火针

（1）取穴

主穴：阿是穴。

配穴：阳虚体弱者，加夹脊穴；脾胃虚寒者，加章门、脾俞、胃俞、中脘；肝气不舒者，加内关、公孙、足三里、太冲。

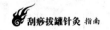

（2）治法

局部常规消毒，并注射1%利多卡因局部麻醉，用26号火针，将针尖在酒精灯上烧红后，迅速点刺白色病损区，烧一次点一下，一针接一针，直到整个患部布满针点为止。配穴中，公孙、内关、足三里、太冲用毫针刺，其余配穴均用火针点刺。治疗后用消毒纱布包扎，7~10天后结痂脱落，进行第2次治疗，一般10次为一疗程，直到白色病区全部消失，皮色恢复正常即可停止治疗。开始治疗时往往看不到出血点，经过2~3次治疗后，局部毛细血管出现充盈，色素开始增多。如果边点边有血点出现即是接近痊愈的佳兆。

（二）带状疱疹

带状疱疹系由病毒引起的一种急性炎症性皮肤病，同时累及皮肤和神经。中医称为"缠腰火龙""缠腰火丹"，民间俗称"蛇丹""蜘蛛疮"。

其临床表现为病发突然或患部先有灼热感，皮损初起为规则片状红斑，迅速形成群集性丘疹和发亮的水疱。水疱排列成带状，各群之间皮肤正常。皮损多沿肋间神经和三叉神经走向分布，常伴有神经痛症状，严重者可发热。

【治疗】

1. 体针

（1）取穴

主穴：阿是穴、支沟、夹脊穴、阳陵泉。

配穴：腰以上病灶：曲池、合谷、外关；腰以下病灶：太冲、三阴交、血海。

阿是穴位置：系指皮损周围（约离疱疹0.5~1寸处）。

夹脊穴位置：取与皮损相应之夹脊穴。

（2）治法

一般仅需取主穴，疗效不明显时酌加1~2个配穴。阿是穴针法：以1.5~2寸毫针，呈25度角朝疱疹方向斜刺，按皮损范围，在周围进 4~8 针，略加捻转提插，有轻度得气感即可。相应夹脊穴，斜向脊柱深刺，使针感循神经分布线路传导。余穴均施提插捻转泻法，留针20~30 分钟，5~10 分钟运针 1 次，每日 1~2 次。

2. 耳针

（1）取穴

主穴：肺、敏感点。

配穴：皮质下、交感、内分泌、肾上腺。

敏感点位置：指耳郭上，与病灶相应位压痛明显处。

（2）治法

主穴必用，配穴据症情酌取 1~2 穴，每次一侧。采用捻转手法，持续运针 2~3 分钟，刺激宜强，留针 1 小时，每日 1~2 次。另可把100 克干净的墨汁和 5 克雄黄粉调匀，搽在患处周围的边缘上，每日1 次。

3. 穴位注射

（1）取穴

主穴：曲池。

（2）治法

药液：维生素 B_{12} 注射液（含量 100 微克 / 毫升）。

每次取双侧，以 5 号针头，深刺得气后，每侧穴注入 1 毫升，每日 1 次。皮损有渗出者，可外敷呋喃西林氧化锌软膏。

4. 皮肤针

（1）取穴

主穴：分两组：一组脊柱两侧旁开 2 厘米之平行线，二组距病灶边缘 1 厘米之环状区。

（2）治法

取第一组做整体治疗，第二组做局部治疗，一般宜同时取。先依皮损所在部位和范围，定平行线长度和环状区大小。如在胸胁部，取相当于胸段长度；皮损在下肢，取腰骶段长度。然后，以较强手法叩刺平行线和环周线，皮肤针针尖方向与皮肤表面垂直，针尖接触皮面

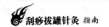

应短暂（约每秒 2 次），针间距离 0.5~1.0 厘米左右。每条刺激线连叩 3 遍，每日 1~2 次。注意不可叩刺病灶，以防感染。

5. 艾灸

（1）取穴

主穴：阿是穴。

（2）治法

艾炷灸：于阿是穴之二处（一处为先发之疱疹，一处为疱疹密集处）各置一麦粒大之艾炷，点燃后，觉灸痛即吹去未燃尽之艾炷。再以同样的方法，延伸至远端疱疹密集处各灸一壮。1 次即可，如不愈，隔 5 天再灸 1 次。

艾卷灸：取纯艾卷或药艾卷，点燃一端后熏灸阿是穴。其熏灸方法有三种：

一为用 2 支艾卷同时作广泛性回旋灸，以病人感觉灼烫但能耐受为度，灸治时间据皮损面积大小酌情掌握，一般约 30 分钟。

二为用一支艾卷在阿是穴均匀缓慢地向左右上下回旋移动。应注意艾火宏壮，集中于疱疹顶部，以有灼热麻酥酥的特殊感觉沿肋间隙或经脉循行路线感传为佳。

三为围灸法，用艾卷在病损处由中心向周围围灸，直灸至局部潮红，患者自觉舒适，不知痛为度，通常需时 30~40 分钟。上述三法，可任选用，每日 1 次，4~7 次为一疗程。

6. 火针

（1）取穴

主穴：肺俞、脾俞、胆俞、阿是穴。

配穴：病变在腰以上加支沟，在腰以下加阳陵泉。

阿是穴：皮损区周围。

（2）治法

主穴均取，据病变部位加配穴。将针在酒精灯上烧灼，至针尖红而发亮，迅速刺入穴位，直刺 3 毫米，快刺疾出。阿是穴则采用疱疹周围围刺之法，每 3 日 1 次，一般 1~3 次可愈。注意针孔清洁，勿用手抓挠。

7. 拔罐

（1）取穴

主穴：阿是穴。

（2）治法

令病人选好体位，一般取坐位，然后充分暴露病灶区。用闪火法，接着沿带状分布，先在皮损两端吸拔，将罐依次拔在疱疹密集簇拥之处。罐具大小，依部位而选，但必须拔紧。如松弛不紧者，一定要重新吸拔。罐数，按病灶范围而定，以排满为度，留罐约15分钟。留罐期间，如罐内出现水疱，不必介意。拔罐后如有破溃者，外涂龙胆紫药水，局部感染重者，可撒氯霉素粉。一般每日1次，不计疗程，直至痊愈。

8. 刺血

（1）取穴

主穴：阿是穴。

（2）治法

常规消毒皮损部位，用三棱针沿疱疹周围转划一圈，以皮肤轻微出血为度。然后用毛笔或棉签蘸雄黄酒（雄黄少许研成细末，装入瓶内，灌入酒水各半调和而成）少许，外涂于疱疹之上，每日3~5次，不计疗程。老年或体虚病久者，同时服人参败毒散，加黄芪30克，丹皮、赤芍各10克，水煎每日1剂，早晚分服。

9. 灯火灸

（1）取穴

主穴：分两组：一组内关、委中，二组列缺、合谷。

配穴：四肢取阳陵泉，腹部取足三里、三阴交，臀部取环跳。

（2）治法

穴位均根据皮损部位选取，主穴第一组用于胸胁腰背部皮损，第二组用于头面部。每次取一穴，以灯心草一根，约3寸长，一端蘸植物油，点燃后迅速将燃着端接触穴位的皮肤，一点即起，听到啪的一声响。施灸处可出现绿豆大的水疱，不必处理，会自行消退。每日1

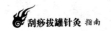

次（注意，第二天灸灼时，宜在原灸点旁边），4 次为一疗程。

（三）湿疹

湿疹是一种常见的由多种内外因素引起的表皮及真皮浅层的炎症性皮肤病，一般认为与变态反应有一定关系。其临床表现具有对称性、渗出性、瘙痒性、多形性和复发性等特点，也是一种过敏性、炎症性皮肤病。可发生于任何年龄、任何部位、任何季节，但常在冬季复发或加剧，有渗出倾向，慢性病程长，易反复发作。根据其发作情况，可分为急性湿疹、亚急性湿疹和慢性湿疹三类。

【治疗】

1. 穴位注射（之一）

（1）取穴

主穴：分两组：一组足三里、曲池，二组长强。

（2）治法

药液：第一组穴用氰钴胺素（0.1 毫克）注射液，第二组穴用非那根（12.5 毫克）加氰钴胺素（50 毫克），主要用于阴囊湿疹。

以 5 号针头，刺入穴位得气后。第一组穴每穴注射药液 1 毫升，每日 1 次，10 次为一疗程；第二组穴，将药液全部注入长强穴，3 日 1 次，2 次为一疗程。

2. 体针

（1）取穴

主穴：湿疹点。

（2）治法

在患者背部仔细寻找出低于皮肤，灰色发亮，针头大，散在的小点，此即湿疹点。找到后，用左手拇、食、中指捏提皮肤，右手持 1 寸长的毫针，直刺该点，进针七八分，小儿可浅刺，进针后提插两三下，快速出针不留针，每次可针 10~15 个湿疹点。每日或隔日 1 次。另可配合服用 200 毫克维生素 C，50 毫克异丙嗪，10 毫克泼尼松（小儿酌减），每日 3 次。

3. 电针

（1）取穴

主穴：阿是穴。

阿是穴位置：皮损区（下同）。

（2）治法

以酒精消毒皮损区后，毫针由皮损边缘刺入皮下组织，针的方向与皮面平行，针刺数目按每块皮损大小不同，用2~6根不等。然后接通电针仪，用疏密波，频率20次/分，强度可逐渐增大，至病人感觉适度为止。每次20分钟，每日或隔日1次，10次为一疗程，疗程间隔3~5天。

4. 穴位注射（之二）

（1）取穴

主穴：分两组：一组曲池、足三里、肺俞、三阴交、血海，二组箕门。

（2）治法

第1组穴用于治疗全身性湿疹，每次选2穴，交替按顺序轮用。用10毫升注射器，先抽2.5%柠檬酸钠注射液0.6毫升，再抽患者自身静脉血液6毫升，立即摇匀，得气后注入所选穴位，每周1次为一疗程。第2组穴用治阴囊湿疹，双箕门穴交替选用，以当归注射液于得气后注入，注毕艾灸15分钟，每日1~2次，20次为一疗程。

5. 耳针

（1）取穴

主穴：分两组。一组肺；二组对耳轮（耳郭区域）。

配穴：神门、内分泌、交感。

（2）治法

第1组穴和配穴用毫针刺法，每次取1~3穴。先将浸湿3%硫酸锌的衬垫紧贴于皮上，依次接电极板，盖以塑料布并用胶布固定。术者将毫针刺入耳穴，接通直流电针仪，负极接耳针，正极接极板；治疗15分钟后，交换极性，再治疗5分钟，每日1次，6次为一疗程。第2组用刺血法，双侧均取，用左手固定施治之耳郭，使对耳轮部充分暴露，

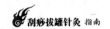

用右手持钢笔式紧握，按对耳轮弧形切线的垂直方向，用针头于对耳轮轻轻划割，长度小于 5 毫米，划痕间距 2 毫米，使之微微出血，再用消毒棉覆盖创面，约 3~4 小时后去掉，血痂待其自然脱落。

6. 刺血

（1）取穴

主穴：肺俞、委阳。

（2）治法

令患者取俯卧位，暴露后背上部和双腿。先以三棱针点刺肺俞，然后挤压穴区出血，即在其上拔罐。之后，再点刺委阳出血加罐，每穴留罐 10~15 分钟。隔日 1 次，3 次为一疗程。

7. 皮肤针

（1）取穴

主穴：大椎、膀胱经线（大杼至白环俞段）。

配穴：血海、风市、阿是穴。

（2）治法

主穴必取，配穴酌加，慢性患者应加阿是穴。令患者取俯卧位或端坐位，以皮肤针自上而下弹刺，重点为背腰段，叩刺强度中等，至皮肤潮红为度。穴区可在直径 1 厘米内反复叩刺至潮红。阿是穴可从外向内围刺，法同上。每日 1 次，5~10 次为一疗程。

（四）银屑病

银屑病又叫牛皮癣，为一种无传染性的红斑鳞屑性皮肤病。根据皮损和全身症状，可分为寻常型、关节病型、红皮型及脓疱型。以寻常型多见，针灸主要用于本型。其临床表现为：皮损系钱币大或更大的覆有银白色鳞屑之淡红色浸润斑，边界清楚，鳞屑剥除后呈硬脂样光泽，继续剥刮则见筛状出血。可发于全身，四肢伸侧多见，易反复发作，与季节有关。本病病因尚未完全弄清，可能与感染、遗传或变态反应有关，现代西医学尚缺乏特效疗法。

【治疗】

1. 刺络拔罐

（1）取穴

主穴：大椎、陶道、阿是穴。

配穴：头部皮损加四神聪、上星、头维，颈项加翳明，背部加天宗、肝俞、脾俞，上肢加肩髎、曲池，腰部加肾俞，下肢加新环跳、血海、梁丘、阳陵泉、夹脊胸 5–6、夹脊腰 2–3。

阿是穴位置：皮损区。

新环跳位置：尾骨尖旁开 3 寸。

（2）治法

一般仅用主穴，如效不佳可加配穴。在选配穴时应视皮损分布及消退情况按顺序自上而下选择，如背部皮损未退或未退净不宜取腰以下穴位。选穴宜少而精，主穴大椎、陶道，每次选 1 个，交替轮用，阿是穴仅在残留皮损时用，配穴取 1~2 个。刺络拔罐操作如下：选定穴位常规消毒后，先以三棱针点刺，要求轻、浅、快，以拔出 0.3~0.4 毫升血液为宜，留罐约 10~15 分钟，头顶部穴位可点刺不拔罐。残留少数皮损，可沿皮损四周和中间点刺数下，然后拔罐。如上法疗效不显，则可在夹脊胸 5–6、腰 1–2，以 2 寸毫针呈 45 度斜向脊柱刺入，得气留针 20 分钟。刺络拔罐每日或隔日 1 次，15 次为一疗程，间隔 3~5 天，再行下一疗程。

2. 穴位注射（之一）

（1）取穴

主穴：肺俞、大椎、曲池、血海。

配穴：头项皮损加安眠、风池，背部加膈俞，下肢加次髎、风市、绝骨，上肢加外关、合谷，腰部加肾俞。

（2）治法

药液：当归注射液、混合注射液（500 微克 /1 毫升维生素 B_{12} 加 25 毫克 /1 毫升盐酸异丙嗪）。

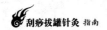

上述药物每次任选一种，取主穴 1~2 个，配穴 1~2 个，轮流选用。常规消毒后，用 5 号针头垂直或斜入穴位，得气后，略作提插使针感明显时猛推药液，使针感更为显著。每穴注入量：当归注射液为 0.5 毫升，混合注射液为 0.1~0.2 毫升。然后迅速出针。隔日或隔 2 日注射 1 次，10 次为一疗程，疗程间隔为 7 天。

3. 穴位注射（之二）

（1）取穴

主穴：肺俞。

配穴：心俞、足三里、曲池、肝俞。

（2）治法

此法为穴位注射法。

以主穴为主，加配穴 1~2 穴。先在耳郭作常规消毒，用 1% 普鲁卡因局麻，手术刀切开耳背 1/3 处的小血管 1~2 毫米。用内装有 2.5% 柠檬酸钠 0.5~1 毫升的注射器于切口处抽取血液 2~5 毫升，并迅速注于所定的穴位内。进针深度以局部感到酸胀麻等感觉为宜。注射完毕后，应令病人休息 5~10 分钟。15~20 天 1 次，3 次为一疗程。病情顽固者隔 2 个月再做一疗程。可在易发季节前做预防性治疗 1~2 次，以避免复发。

4. 体针

（1）取穴

主穴：分两组：一组大椎、膈俞、肺俞，二组曲池、血海、足三里。

配穴：头部皮损加风池，面部加迎香、素髎，下肢加三阴交、阳陵泉，上肢加支沟、合谷。

（2）治法

主穴每次取 1 组，两组交替轮用，据皮损严重部位，加配穴。进针得气后，运用行针手法，使感应强烈，运针约 1 分钟，留针 20~30 分钟，并施以间断行针。起针后，可在主要皮损部位，以皮肤针叩至微微出血，加拔火罐 15 分钟。每日或隔日 1 次，10~15 次为一疗程，疗程间隔 3~5 天。

5. 穴位埋植

（1）取穴

主穴：一组阿是穴（脊中线旁开 2 寸，自第 7 颈椎至第 2 骶椎分为 5 个等分，即 5 个埋线点，两侧共 10 点）；二组心俞、肾俞、风门、肝俞、膈俞；三组肺俞、灵台。

配穴：曲池、足三里。

（2）治法

第 1、3 组穴属首选，如效不佳改用第 2 组穴，每次选 1 组。配穴据症情酌加，上肢皮损明显加曲池，下肢皮损明显加足三里。采用注线法埋植。用带芯腰穿针 1 支，将 0~2 号肠线剪成 2 厘米长装入针孔内，穴位消毒局麻后，针尖顺脊柱方向斜刺入肌层约 2.5 厘米左右，然后将肠线注入，针眼盖以无菌纱布。每 2 周埋线 1 次，第 1 次埋线时可不加配穴。夏天不宜用此法，以免引起感染。配穴尚可用自血疗法，即从耳背静脉，用装有 1 毫升柠檬酸钠抗凝剂的注射器取 3~5 毫升血注入。10 天 1 次，3 次为一疗程。

6. 刺血

（1）取穴

主穴：自大椎至腰阳关间督脉段各穴点。

（2）治法

在穴线上先进行消毒，用三棱针或粗毫针，在诸穴点刺，出血少许，如出血不畅，可加以按压。每日 1 次，10 次为一疗程。

7. 贴棉灸

（1）取穴

主穴：阿是穴。

阿是穴位置：皮损区。

（2）治法

先以皮肤针在阿是穴呈中等强度叩刺，至微出血，然后用脱脂棉少许摊开展平如皮损部大小的极薄片，贴于皮损部，火柴点燃后，急吹其火，使其迅速燃完，随即再换一张薄棉，如法再灸，共 3~4 次，

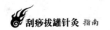

以皮肤潮红为度。3天1次，5次为一疗程。

（五）神经性皮炎

神经性皮炎是一种常见的慢性皮肤病，以剧烈瘙痒和皮肤苔藓样变为主要特征。皮损好发于颈部、肘关节伸侧、腘窝、股部及腰骶等处，多为局限性，亦可分布比较广泛。本病多见于青年和成年人，其病因不明，但与神经精神因素有明显关系。现代西医学多采用镇静或抗组织胺药物及封闭疗法，但缺乏根治的方法。

【治疗】

1. 艾灸

（1）取穴

主穴：阿是穴。

阿是穴位置：皮损区（下无另作说明者，相同）。

（2）治法

采用着肤灸法。先用麦粒大小之艾炷，置于阿是穴周围施灸，灸前可于灸点上先涂以蒜汁，以增加黏度，灸点之间相距1.5厘米。待艾炷燃尽后，扫去艾灰，用生理盐水轻轻拭净，盖以敷料。如为惧痛者，可于未燃尽前用压舌板压灭，并可在灸点周围以手轻拍减痛。每次只灸1壮，每周2次，更换灸点，不计疗程，至皮肤正常为止。此法不化脓，如出现水疱，可穿刺引流并用龙胆紫药水抹涂。化脓者，用消炎软膏，痊愈后不留疤痕。

2. 皮肤针

主穴：脊椎两侧、阿是穴（皮损区及压痛点或有条索状阳性物处）。

配穴：头面颈部皮炎加曲池、内关、太渊、合谷，上肢加内关、曲池、肺俞、心俞，会阴及腹部加脾俞、胃俞、关元、三阴交，播散型加风池、曲池、血海、足三里，下肢加血海、足三里、肾俞，巩固调理加肺俞、心俞、脾俞、太渊。

脊椎两侧位置：从颈椎至尾椎两旁离正中线约4厘米处。据皮炎的部位和性质而选用不同节段：头面颈部皮炎选颈椎两侧，上肢皮炎选颈椎 4 至胸椎 5 之两侧，下肢皮炎选腰骶椎两侧，腹及会阴部皮部皮炎选胸椎 3-12 及腰骶椎两侧，播散型皮炎选胸椎 3-12 作为重打叩刺区。

阿是穴位置：皮损区及压痛点或有条索状阳性物处。

3. 围刺法

（1）取穴

主穴：阿是穴。

配穴：合谷、曲池、足三里、血海、三阴交。

（2）治法

主穴每次必取，配穴每次取 2~3 穴。取 28 号 1.5 寸长毫针，从阿是穴（即皮损区）周围沿皮向中心进针，深度约 0.5~1 寸。每次据皮损大小，进 10~30 针不等，使针尖均集中于皮损区中心，不留针。亦可将余针拔去后仅留四周 4 根针，接通电针仪，频率 500~600 次 / 分，连续波，强度以病人能耐受为度，电针 15~20 分钟。上法每日或隔日 1 次，10 次为一疗程，疗程间隔 3 日左右。配穴采用平补平泻手法，留针 15~20 分钟。

4. 针灸

（1）取穴

主穴：风池、大椎、曲池、血海、阿是穴。

配穴：合谷、委中、足三里、承扶、天柱。

（2）治法

主穴每次取 3~4 穴，其中阿是穴必取，配穴 1~2 穴。一般穴位，毫针刺入得气后，捻转提插施平补平泻法，留针 25~30 分钟。阿是穴用围刺法，据皮损大小进针数支至十数支不等，不断捻转，使胀感向四周放散，留针 30 分钟。或采用艾灸法，用艾条点燃后在距灸处的皮肤约 3 厘米处，围绕皮损区边缘缓慢向中心移动进行熏灸，直至皮色转红，表皮发热，据皮损大小每次施灸时间约 20~60 分钟。在开始施灸前几分钟，痒感可能增剧，但继续施灸即可消失，也可嘱家属与

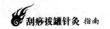

病人自灸。阿是穴围刺或艾灸可同时进行，亦可隔日交替使用。上法为每日1次，10次为一疗程，疗程间隔3~5天。如针灸欠佳者，可用皮肤针在皮损区叩刺后拔罐。

5. 耳针

（1）取穴

主穴：分两组：一组肺、内分泌、皮质下、三焦，二组耳背静脉、膈、阿是穴。

配穴：痒甚者加神门，热甚者加耳尖，因情志不畅者加心，病久不愈者加枕，热甚瘙痒剧烈者加耳尖放血。

阿是穴位置：皮损区的耳郭相应部位。

（2）治法

主穴任选1组，配穴仅与第1组穴配合。第1组穴操作：取主穴2~3穴，配穴1~2穴，均取双侧。先以毫针刺一侧耳，获胀痛等得气感后，留针1小时，留针期间可间断运针，用平补平泻，每日1次，10次为一疗程。第2组穴用放血法，以消毒三棱针点刺出血，每次选1~2穴。刺血时，以左手固定耳郭，将针速刺入约2毫米深，挤出血数滴，然后用消毒棉球按揉片刻，隔日1次，上述均7次为一疗程。

6. 穴位注射

（1）取穴

主穴：肺俞、心俞、脾俞、至阳。

配穴：曲池、血海。

（2）治法

药液：维生素 B_1 注射液（100毫克/2毫升）、当归注射液。

每次选2~3主穴，疗效欠佳时加配穴。先在背部穴位周围仔细按压，寻找出棱形或条索状阳性反应物。然后任选上药1种，吸入注射器后，用5号齿科针头刺中阳性物，待有酸胀感，即作雀啄状提插以加强针感，然后注入药液。每穴注入0.3~0.5毫升（每次总量在2毫升左右）；配穴采用泻法或平补平泻法，留针20分钟。隔日1次，7~10次为一疗程，疗程间隔5~7天。

7. 刺血

（1）取穴

主穴：颈 1– 骶 4 督脉循行线、膀胱经第 1 和第 2 侧线。

配穴：耳背静脉。

（2）治法

一般仅取主穴，用 28 号 1 寸或 2 寸毫针 5~7 根撮合在一起，自上至下对经脉线进行点刺，使轻微出血，每次 2~3 遍，每日或隔日 1 次，10 次为一疗程，疗程间隔 7 日。急性期加配穴，点刺耳背静脉，放血 2~3 滴，每周 2 次。

8. 电针

（1）取穴

主穴：大椎、灵台。

配穴：皮损在头颈部、双上肢者，加曲池；皮损在躯干及双下肢者，加委中；皮损泛发全身者，曲池、委中轮换取之。

（2）治法

以主穴为主，根据皮肤损害部位选取配穴。治疗时病人取俯卧位，得气后，接电针仪，每一导线负极接主穴，正极接配穴，频率用密波，400 次 / 分钟以上，强度以患者可耐受为宜，留针 20 分钟。每日 1 次，10 为一疗程。每疗程结束后，休息 1 周，再行第二疗程治疗。一般需治疗 2~3 个疗程，治疗期间不用其他任何治疗方法。

（六）黧黑斑

黧黑斑是一种皮肤色素沉着性皮肤病，以面部出现瘙痒、潮红继而发生黑色素沉着斑为临床特征，尤以额及面颊部多见。常见于青年和中年妇女。本病虽然报道尚不多，但确是一种有损美容的疾病，现代西医学迄今无治疗良药。

中医学亦称之为"黧黑斑"，首见于《太平圣惠方》，指出其病因："由脏腑有痰饮，或皮肤受风邪，致令气血不调。"明代中医学家陈实功最早命名为黧黑斑，"黧黑斑者，水亏不能制火，血弱不能华肉，

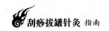

以致火燥结成黑斑，色泽不枯"。近年来发现，粗劣化妆品的刺激及日光照射过度，多可诱发本病。

【治疗】

1. 综合法

（1）取穴

主穴：分3组：一组大椎、曲池、三阴交、血海、足三里、风岩，二组神门、内分泌、交感、肾上腺、皮质下、肺、肝、肾（均为耳穴），三组肺俞、肝俞、心俞、肾俞。

配穴：头痛目眩，心烦易怒加行间，悸气促、食少纳减加内关，形寒肢冷、腰酸耳鸣加太溪、命门、神门、内关，月经不调、性功能减退加乳根、中极，皮肤瘙痒加夹脊穴上下透针。

风岩穴位置：耳垂下端与后发际中央连线的中点微前五分处。

（2）治法

本法采用体针、耳针和穴位注射相结合的综合治疗。第一组穴及配穴用于体针，主穴每次必取，配穴据症酌加。直刺得气后，行提插加小捻转之法，提插幅度3~4毫米，捻转频率60次/分钟，平补平泻为主，配穴可按症之虚实行补或泻法。运针1~2分钟后即予取针，不留针。第二组穴用于耳针，以5分毫针刺之，每次每侧取两穴，找得敏感点后刺入直至得气，令病人带针回家，嘱其隔半小时自行按压针柄1次，以增强刺激，留针4小时后取下。第三组穴行穴位注射，药物为当归、丹参、川芎之单味针剂，据症情选用；偏血虚用当归注射液，偏血瘀用川芎注射液，偏肝郁而兼血瘀用丹参注射液，另为偏虚患者可注射胎盘注射液、维生素B_{12}。每次选用两穴（均为双侧），每穴注入0.5~1毫升药液。注射时必须按肌肉注射常规操作，注射针头刺入穴位后要有酸、胀、重等感觉后，始可缓缓推入药液。如皮肤瘙痒明显者，可改用维丁胶性钙4毫升，分别注入于大椎、曲池、血海穴。体针、耳针及穴位注射法宜同日进行，隔日1次，10次为一疗程，疗程间隔3~4天，5~6个疗程后停治半月，一般需坚持20~25个疗程。

2. 耳针加体针

（1）取穴

主穴：内分泌、交感、皮质下、肝、脾、肾。

配穴：颞部加太阳、丝竹空，前额加上星、阳白，面颊加颊车、颧髎，鼻梁加地仓、水沟，颈部加大椎。

（2）治法

主穴均取，配穴据部位而加。耳穴在严密消毒后以 28 号毫针刺入，刺至软骨但不刺透为度，略作运针，使有明显胀痛感。配穴用 30 号毫针以 15 度角平刺，进针长度依皮损部位而定，一般宜稍超过病灶区域，作捻转平补平泻法。留针 30 分钟，其间运针 3 次。出针时耳穴可挤出血少许。隔日 1 次，15 次为一疗程。针刺期间配合服用六味地黄丸，每日 2~3 次，每次 9 克。

（七）冻疮

冻疮是由于寒冷引起的局限性炎症损害。冻疮是冬天的常见病，主要是儿童、妇女及老年人。冻疮一旦发生，在寒冷季节里常较难快速治愈，要等天气转暖后才会逐渐愈合以局部出现水肿性红斑、水疱，甚至溃疡，并伴搔痒、疼痛，遇热更甚为主要临床表现。患者多具有冻疮素质，每年冬季发病，且多在原病灶处。

中医学亦名冻疮，认为系肌表阳气不达，加之寒邪侵袭，致气血运行不畅，经脉被阻，气血凝滞肌肤而成。

【治疗】

1. 体针

（1）取穴

主穴：阿是穴、周围经穴。

阿是穴位置：病灶区（下同）。

（2）治法

先将穴区充分消毒，在冻疮周围穴位浅刺，再从冻疮周围皮肤（约距冻疮边缘 0.2 厘米之健康皮肤）开始，围绕冻疮用 28 号 1 寸

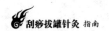

毫针缓慢刺入皮内，急出针，不宜出血。然后，在冻疮边缘，每隔 0.2~0.5 厘米刺 1 针，浅刺成一圈，再在距 0.25~0.5 厘米的病灶上，复刺一圈，如此逐渐向冻疮中心围刺，刺点也逐渐减少，最后在中心用粗毫针点刺 1 针出血。隔日 1 次，不计疗程。

2. 艾灸（之一）

（1）取穴

主穴：阿是穴。

（2）治法

艾卷点燃后，以雀啄灸法，直接将燃着端接触阿是穴，以每秒钟快速点灸 2~3 次为宜，患处有轻度灼痛或灼热感，但不会留下疤痕。每次 5~10 分钟，每日或隔日 1 次，7 次为一疗程。

3. 刺血

（1）取穴

主穴：阿是穴。

（2）治法

选取红、肿、胀、痛最显著的部位，常规消毒，用三棱针迅速点刺，放血 3~5 滴。每次根据症情，取 3~5 处放血，每日或隔日 1 次，6 次为一疗程，一般只需治一疗程。

4. 体针加穴位紫外线照射

（1）取穴

主穴：阳池、阳溪、外关、合谷。

（2）治法

上穴均取，以 1.5 寸毫针进针后提捻转，得气后留针 20 分钟，行针 3~4 次。用功率为 500 瓦 U 型管紫外线治疗灯，以平均生物剂量（MED）照射双手 30 秒，灯距 50 厘米，首次剂量 5MED，以后每次递增 2MED，每日 1 次，6 次为一疗程。

5. 艾灸（之二）

（1）取穴

主穴：阿是穴。

（2）治法

视冻疮大小，将生姜切成约 2 毫米薄片，置于疮面上。再将艾绒做成小指腹大的艾炷，安放于姜片上施灸，当患者感到灼痛时，医者可略略来回移动姜片（注意不可离开疮面）。每处灸 3~5 壮，每日 1 次，5 次为一疗程。

（八）酒渣鼻

酒渣鼻，又称酒渣性痤疮、玫瑰痤疮、酒糟鼻等，中医别名赤鼻、酒齄鼻，俗称红鼻子或红鼻头，是一种发生于面部中央的慢性皮肤炎症。其确切病因不明，目前大多数学者认为毛囊虫感染是发病的重要因素，但不是唯一的因素，嗜酒、辛辣食物、高温及寒冷刺激、消化、内分泌障碍等也可促发本病，早期表现为在颜面中部发生弥漫性暗红色斑片，伴发丘疹、脓疱和毛细血管扩张，晚期出现鼻赘。本病常并发脂溢性皮炎。可能是在皮脂溢出的基础上，由于机体内外各种有害因子的作用，使患者面部血管运动神经功能失调，引起血管长期扩张所致，临床上以红斑持久不退，出现散在性红色丘疹、脓疱，至后期鼻部组织肥厚、增生如瘤状为主要特征。其病损以鼻尖和鼻翼两侧最为显著，常发于中年人，且以妇女多见，故亦为有损美容的病症之一。目前，西医学对此尚无特效疗法。

中医学早在两千余年前就有关于本病的记述。《素问·生气通天论》云："劳汗当风，寒薄为皶。"后世多有发挥，《外科大成》指出"酒皶鼻者，先由肺经血热内蒸，次遇风寒外束，血瘀凝结而成"，阐明了本病的病因病机。

【治疗】

1. 体针

（1）取穴

主穴：迎香、地仓、印堂、素髎、承浆。

配穴：口禾髎、大迎、合谷、曲池。

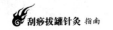

（2）治法

主穴可均取，配穴据皮疹分布情况而取。令患者取坐位，采取轻度捻转的进针方式，至患者有酸麻感为度，留针 20~30 分钟。每 2~3 日针刺 1 次，10 次为一疗程。

2. 穴位激光照射

（1）取穴

主穴：四白、迎香、素髎、颧髎。

（2）治法

每次取 2~3 穴，以波长为 6328 埃的低功率氦 – 氖激光器照射，功率 5 毫瓦，照射距离 30~50 厘米，每次 7~15 分钟，每日或隔日 1 次，10 次为一疗程，疗程间隔 3~5 天。

3. 刺血

（1）取穴

主穴：阿是穴、印堂、迎香。

配穴：上星、百会、列缺、支沟、合谷、曲池。

阿是穴位置：典型皮损处。

（2）治法

主穴为主，配穴在效不显时酌加。先以 1 寸毫针点刺鼻部阿是穴，深度以微量出血为宜，密度为每平方厘米 20 个刺点。针毕拭去血点（不易出血点可轻轻挤捏），再用酒精消毒，不必包扎。然后针印堂、迎香并留针 30 分钟，病程长者可以轻捻转提插的强化手法，配穴针法相同，均平补平泻。15 次为一疗程，疗程间隔 10 日。

4. 耳针

（1）取穴

主穴：外鼻、肺、肾上腺、内分泌、内鼻、面颊。

配穴：耳根部位。

（2）治法

以主穴位为主，早期仅取外鼻、内鼻、肺，用轻刺激手法；症候较重者，上穴可均取，毫针刺入，用捻转法行强刺激，留针 15~30 分钟，重症宜延长至 1 小时，隔日 1 次，10 次为一疗程。疗效不佳时，可配合取配穴行耳根环状注射，将维生素 B6，或生理盐水 2~4 毫升，从耳前皮下开始，自前向后沿耳根做环状注射一圈，两耳交替进行，隔日或每周两次，5~10 次为一疗程。亦可采用刺血法，以 5 号注射针头，在外鼻穴点刺放血，面颊区雀啄刺放血，用直径约 1 厘米的消毒棉球拭去，每次用 6~8 个，每次 1 耳，余穴则可贴压王不留行籽。每周 2 次，10 次为一疗程。

5. 穴位注射

（1）取穴

主穴：上迎香、迎香。

上迎香穴位置：又称鼻通穴，在鼻骨下凹陷中，鼻唇沟上端尽处。

（2）治法

双侧穴位均取。以 5 毫升注射器吸入复方丹参注射液 4 毫升（相当丹参、降香 4 毫克），每穴注入 1 毫升。注射完毕，每穴局部按摩 10 分钟左右。隔日 1 次，5 次为一疗程，疗程间隔 5 天。可配合服用灭滴灵 0.2 克，每日 3 次。

（九）荨麻疹

荨麻疹是一种变态反应性皮肤病，为真皮局限性暂时性水肿。其临床表现为皮肤突然发生浮肿性风团损害，呈淡红色或白色，大小不一，皮损的发生和消退均甚迅速，伴有瘙痒或烧灼感。部分患者可有发热、恶心呕吐以及腹痛等全身症状。本病多为急性，慢性的可反复发作数月乃至数年的。

【治疗】

1. 体针

（1）取穴

主穴：曲池、血海、三阴交、中脘。

配穴：后溪、委中、尺泽、大椎透身柱，神道透至阳。

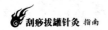

（2）治法

选取 2~3 个主穴，配一组透穴或 1 个配穴。主穴进针得气后，以捻转提插之泻法，强刺激运针 1~2 分钟，留针 20 分钟，其间可反复行针 2~3 次；透穴，采用 26 号 5 寸长的毫针，沿皮透刺，据症情留针 1~2 小时。后溪、委中、尺泽均以三棱针点刺出血。

2. 拔罐

（1）取穴

主穴：神阙。

（2）治法

患者仰卧，将酒精棉球燃着迅速于火罐内停留偏斜，随后取出，即对准穴位拔上。3~5 分钟后取罐，稍俟片刻复拔。如此连续数下，直至皮肤潮红或现瘀斑，每日 1 次。

3. 耳针

（1）取穴

主穴：肺、风溪、肾上腺。

配穴：心、神门、内分泌、肝。

（2）治法

一般仅取主穴，效不明显时再酌加配穴。探得敏感点进针后，以重手法行持续捻转刺激，直至耳郭发热潮红，留针 30 分钟。剧痒者每日 2~3 次，普通 1 日 1 次。每次选用一侧耳穴，二侧交替轮用。如反复发作者，可在上述耳穴行王不留行籽或绿豆压丸治疗。

4. 针刺加拔罐

（1）取穴

主穴：大椎、肺俞、肾俞。

配穴：曲池、足三里、血海。

（2）治法

先针刺配穴，得气后施泻法，留针 20 分钟。然后针刺主穴，大椎必取，余二对穴交替轮用。至得气后（注意肺俞、肾俞不可深刺），用闪火法或用真空拔罐器抽吸法在针上拔罐（有肺气肿病史者，应慎拔罐），留罐 10 分钟。抽吸时，罐内负压不可过高，以局部出现红晕为度。每日一次，6 次为一疗程。

5. 穴位激光照射

（1）取穴

主穴；血海、曲池、三阴交。

配穴：伴胃肠症状加内关、足三里，喉头水肿加膻中。

（2）治法

一般取主穴 1~2 穴，据症加配穴。以低功率氦—氖激光器照射，功率 5~7 毫瓦，输出电流 4~7 毫安，照射距离 10~20 厘米，光斑直径 1~2 毫米。每穴照射 10 分钟。每次一侧穴，左右交替。亦可采用激光内灸仪，输出电流 8 毫安，功率同上，用 75% 酒精消毒光纤头部，插入高压消毒的空心针前端，将此针直接刺入穴位照射，留针 10~15 分钟。每日一次，5~6 次为一疗程。

6. 穴位注射

（1）取穴

主穴：曲池、血海、三阴交。

（2）治法

药液：5% 当归注射液。

每次交替选用两穴。以 5 毫升注射器抽吸 4 毫升药液并摇匀，在所选穴区直刺入 1~1.5 寸，至有满意针感且回抽无血，每穴注入 2 毫升药液。体质虚弱者，轻刺激缓慢推入；强壮者，重刺激快速推入。每日 1 次，10 次为一疗程，疗程间隔 3 天。

（十）痤疮

寻常痤疮是一种毛囊、皮脂腺的慢性炎症性疾病，好发于颜面及胸背部，可形成黑头粉刺、丘疹、脓疱、结节、囊肿等损害，多发于青年男女。痤疮为多因素性疾病，其发病机理至今尚未阐述清楚。现代西医学目前尚无理想的治疗方法，一般以药物内服外用为主。

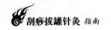

寻常痤疮在中医学中相当于"肺风粉刺""面疮"等。

【治疗】

1. 针灸

（1）取穴

主穴：分两组：一组曲池、合谷，二组后溪、劳宫。

配穴：大椎、下关、足三里、迎香、颊车。

（2）治法

主穴每次取 1 组，配穴酌取 2~3 个，穴位可轮流选用。曲池、合谷，进针得气后宜以中等度强度之平补平泻手法，留针 30 分钟。后溪穴透劳宫穴，施平补平泻手法，留针 20 分钟，出针后，从针眼中挤出血数滴。配穴用轻到中等度刺激，然后，通以电针，用断续波，强度以病人能耐受为宜，电针 20 分钟，取针后，面部穴和足三里穴，以艾条回旋灸 10~15 分钟，局部潮红为度，每日或隔日 1 次（后溪透劳宫每周 1 次）。

2. 耳穴埋针

（1）取穴

主穴：内分泌。

配穴：膈、肺。

（2）治法

单用主穴，仅埋一侧，如效不显加配穴。耳郭严格消毒后，将揿针对准穴位，稍捻一下刺入，然后用小方块胶布固定，用手指按压 10 分钟。并嘱患者每日自行按压 3 次，每次 3~5 分钟。埋针 3~5 天，再另换 1 侧，5~7 次为一疗程。

3. 耳穴刺血

（1）取穴

主穴：交感、热穴、内分泌、皮质下、脑点。

配穴：肾上腺、神门。

热穴位置：与对耳轮上脚内侧缘同一直线的对耳轮部。

（2）治法

每次取 2~3 主穴，轮流取用。疗效不显时，加配穴。用消毒三棱针快速点刺，以刚好出血为宜，不可穿透软骨，挤出血 1~3 滴。隔日 1 次，10 次为一疗程。

4. 耳穴割治

（1）取穴

主穴：肺。

配穴：神门、内分泌、交感、皮质下。

（2）治法

主穴取双侧，酌加配穴。常规消毒后，用手术刀尖将穴位割破，使出血少许，然后外敷药粉少量。隔日一次，穴位可轮流选用，10 次为一疗程。

药粉为：雄黄、冰片、硼酸、滑石粉各等分，研粉。

5. 穴位注射

（1）取穴

主穴：足三里。

（2）治法

先抽取患者静脉血液 3~6 毫升，然后，迅速注入其双侧足三里，30 日治疗 1 次。亦可抽血 2 毫升，每穴注入 1 毫升，每周 2 次，7 次为一疗程。

6. 挑治

（1）取穴

主穴：反应点。

配穴：大椎、陶道、身柱、至阳、夹脊胸 1-7。

反应点位置：反应点为类似丘疹而稍高于皮肤、呈灰白色、棕色或暗红色之阳性点，压之不褪色。位置以接近背部膀胱经输穴为佳。

（2）治法

以主穴为主，如效不显可改用配穴。令病人反坐在靠背椅上，暴

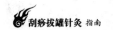

露背部，在充足光线之下寻定挑治点。然后消毒并做一皮丘局麻，以消毒三棱针刺破皮肤，将皮下白色纤维样物逐一挑断，至挑净为止。可据症情，对较重且体格壮实者，加拔火罐，出少量血。创口敷以消毒敷料，胶布固定。第一次挑治，仅挑 1 点，复诊可挑两点。5~7 天挑 1 次，10 次为一疗程。

7. 穴位激光照射

（1）取穴

主穴：内分泌、肾上腺、肺。

（2）治法

每次取一侧耳穴，两耳交替。用氦 - 氖激光仪治疗，波长 6328 埃，功率 2~3 毫瓦，光导纤维芯径小于 200 微米，光纤数值孔径小于 0.25，光纤长 1 米，末端输出功率 2.5~1.3 毫瓦。每穴照射 3 分钟，隔日 1 次，10 次为一疗程，疗程间隔 5~7 日。

8. 穴位埋藏

（1）取穴

主穴：肺俞。

（2）治法

双侧穴位均取，皮肤常规消毒，局部浸润麻醉，取 9 号空心针，将 0.5~1 厘米长的羊肠线直接推入穴位皮下，针孔用消毒干棉球覆盖，胶布固定 24 小时，7~10 天治疗 1 次，5 次为一疗程。

9. 耳穴冷冻

（1）取穴

主穴：轮 1、轮 2。

配穴：肺、睾丸（或卵巢）、内分泌、面颊。

（2）治法

主穴均取，配穴加 1 个，每次均取双侧。穴位常规消毒后以自制直径为 1.5 毫米铜质冷冻头浸足液氮，立即按压所选耳穴，每穴 4~5 秒钟。每周 1 次，治疗 4 次为一疗程。

（十一）黄褐斑

黄褐斑又名肝斑，为颜面部出现的局限性淡褐色或褐色皮肤改变。在妇女分娩前后多见，也是一种影响美容的病症。中医学中把本病称作"面尘"。清代《外科证治全书》云："面尘，面色如尘垢，日久煤黑，形枯不泽，或起大小黑斑与面肤相平""由忧思抑郁，血弱为华"所致。其病机系肾阴不足，肾水不能上承，或肝郁气结，肝失条达，郁久化热，灼伤阴血，致使颜面气血失和而发病。

本病病因不明，一般认为与内分泌失调有关，现代西医学对其尚无理想疗法。

【治疗】

1. 耳穴刺血

（1）取穴

主穴：热穴、疖肿穴、皮质下。

配穴：内分泌、脾、胃。

热穴位置：与对耳轮上脚内侧缘同一直线的对耳轮部。

疖肿穴位置：位于耳后上部。

（2）治法

采用耳穴刺血之法。以主穴为主，再根据全身症状用配穴。令患者端坐，穴位做常规消毒，用眼科 15 号小手术刀片或三棱针，刺破表皮 1 毫米，出血后以 75％酒精棉球 3 个，挤干后连续拭净血迹。再用消毒干棉球压盖刺孔，防止感染。每次只刺一穴，隔日刺血 1 次，穴位交替使用，15 次为一疗程，疗程结束后进行复查，如不愈者则可继续治疗 2~3 个疗程，疗程间可休息 7~10 天。施术前应向病人说明治疗方法，以取得患者合作。在用 75％酒精棉球拭耳血时要轻轻活动外耳轮，避免用力挤捏，造成出血不畅。刺孔敷盖的干棉球嘱患者要保持 24 小时不脱落，此期间避免沾水，遇有刺孔愈合欠佳者，避免重复在原处刺血，防止感染或延误愈合。

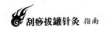

2. 耳穴压丸

（1）取穴

主穴：面颊、内分泌、子宫、皮质下。

配穴：肺、脾、大肠、肾、肝、外鼻。

（2）治法

采用耳穴敷贴之法。先以耳穴探测仪找到穴区敏感点，每次主穴必贴，配穴根据症情酌加。用王不留行籽或磁珠（强度为 380 高斯）作为压物，置于 0.7×0.7 平方厘米的小方胶布上，敷贴于敏感点。即予按压 2~3 分钟，使耳郭潮红发热。每日自行按压 3~4 次。每次敷贴一侧耳，隔日换贴 1 次，15 次为一疗程，两耳轮换交替贴敷，一般需三个疗程。

3. 耳针加体针

（1）取穴

主穴：肾、肝、脾、内分泌。

配穴：均为体穴，按色素沉着部位选加：鼻梁配印堂、迎香，前额区配上星、阳白，颧颊区配颊车、四白，上唇配地仓。

（2）治法

每次主穴均取，采用耳穴毫针刺及贴敷相结合，即一侧耳穴针刺，方法为：以 5 分长之 28 号不锈钢毫针，在敏感点刺入，不宜过深透过耳软骨，有胀痛即可。另一侧耳以王不留行籽或磁珠贴敷。隔日 1 次，两耳交替轮用。配穴用针刺法：以 28~30 号毫针（长 1~1.5 寸），均采用向色素沉着区方向斜刺，得气后，予小幅度捻转轻刺激。耳针和体针均留针 30 分钟，其间行针 2~3 次。体针亦隔日 1 次，和耳针同步进行，15 次为一疗程，疗程间隔 7 天。

4. 针灸

（1）取穴

主穴：阿是穴、迎香。

配穴：肝俞、肾俞、气海。

阿是穴位置：病灶区（下同）。

（2）治法

上穴均取。先针配穴（双侧），进针后取平补平泻，然后在针柄上置 1~3 厘米艾条施灸 5~10 分钟。针双侧迎香，待针下得气后留针 15~30 分钟，并在黄褐斑中央施无瘢痕灸 3~7 壮。每日 1 次，7 次为一疗程，疗程间隔 2~3 日。

5. 拔罐

（1）取穴

主穴：背三角区。

配穴：耳背部静脉。

背三角区位置：位于背部，在大椎穴和两侧肺腧穴点所组成的三角形之区域内。

（2）治法

背三角区，用皮肤针叩刺，每次选择 1~2 个叩刺点形成 15 个左右出血点即可，叩刺后用 2 号玻璃罐闪火法拔罐，出血量掌握在 1 毫升以内。耳背部静脉，挑选显露者，以手术刀尖点刺，出血 3 滴即可。上述方法隔日 1 次，10 次为一疗程。

6. 刺血

（1）取穴

主穴：耳背沟、胃、热穴。

配穴：均为体穴，分 3 组：一组大椎、至阳，二组身柱、筋缩，三组神道、命门。

（2）治法

采用刺血之法。耳穴刺血法：每次选 1 个穴区（一侧），严格消毒后，用手术刀或三棱针快速刺划出血，注意不可过深伤及软骨，只可刺破表皮，用挤干之酒精棉球轻轻吸去渗出之血，直至血液凝固为止，随后用消毒敷料按压，出血量以每次使用 2~4 个棉球为宜。体针法：每次选 1 组穴，可用左拇、食指捏紧穴区皮肤以防痛，右手执皮肤针（梅花针）行重度叩刺，直至局部明显渗血，用闪火法拔上大号玻璃罐，每次吸拔 15~20 分钟，以出血 3~5 毫升，局部皮肤出现瘀紫

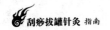

或深红为度。耳体针法，同时进行，开始隔日 1 次，穴位轮流使用，显效后，每周 1 次，2~3 个月为一疗程。女性月经期间不宜治疗。

7. 综合法

（1）取穴

主穴：分两组：一组耳尖、面颊、额、颞、外鼻，二组阿是穴。

配穴：内分泌、肾、脾、肺、缘中、内生殖器。

（2）治法

主穴为主。第一组采用刺血法，耳尖必取，按揉至耳郭充血后用消毒三棱针迅速刺入 1~3 毫米，出针后，用双手拇食轻挤四周，每次放血 10~15 滴；余穴按病灶相应部位取之，以三棱针点刺破皮为度，以渗出血珠为佳。第二组以 0.5~1 寸毫针直接刺在皮损区，或包围皮损区针刺。一般正中直刺一针（皮下），四周斜向中心横刺四针（皮内），留针 30 分钟。

配穴用王不留行籽贴压，每天按压耳穴 3~4 次，按压至耳郭发热或有烧灼感。

上法均每周 1~2 次，10 次为一疗程。

8. 皮肤针加罐

（1）取穴

主穴：华佗夹脊、督脉大椎至命门段、膈俞、肺俞。

（2）治法

上穴均取，让患者俯卧于床，常规消毒穴区后，以皮肤针先叩刺华佗夹脊，手法由轻到重，由慢到快，以局部皮肤潮红为度。再以同法叩刺大椎到命门段。接着用小号玻璃罐（罐口涂润滑油），用闪火法在上述穴区拔走罐 1~2 遍，不留罐。肺俞和膈俞，先以皮肤针叩刺至局部潮红，分别拔罐，留 15 分钟。每日 1 次，10 次为一疗程。